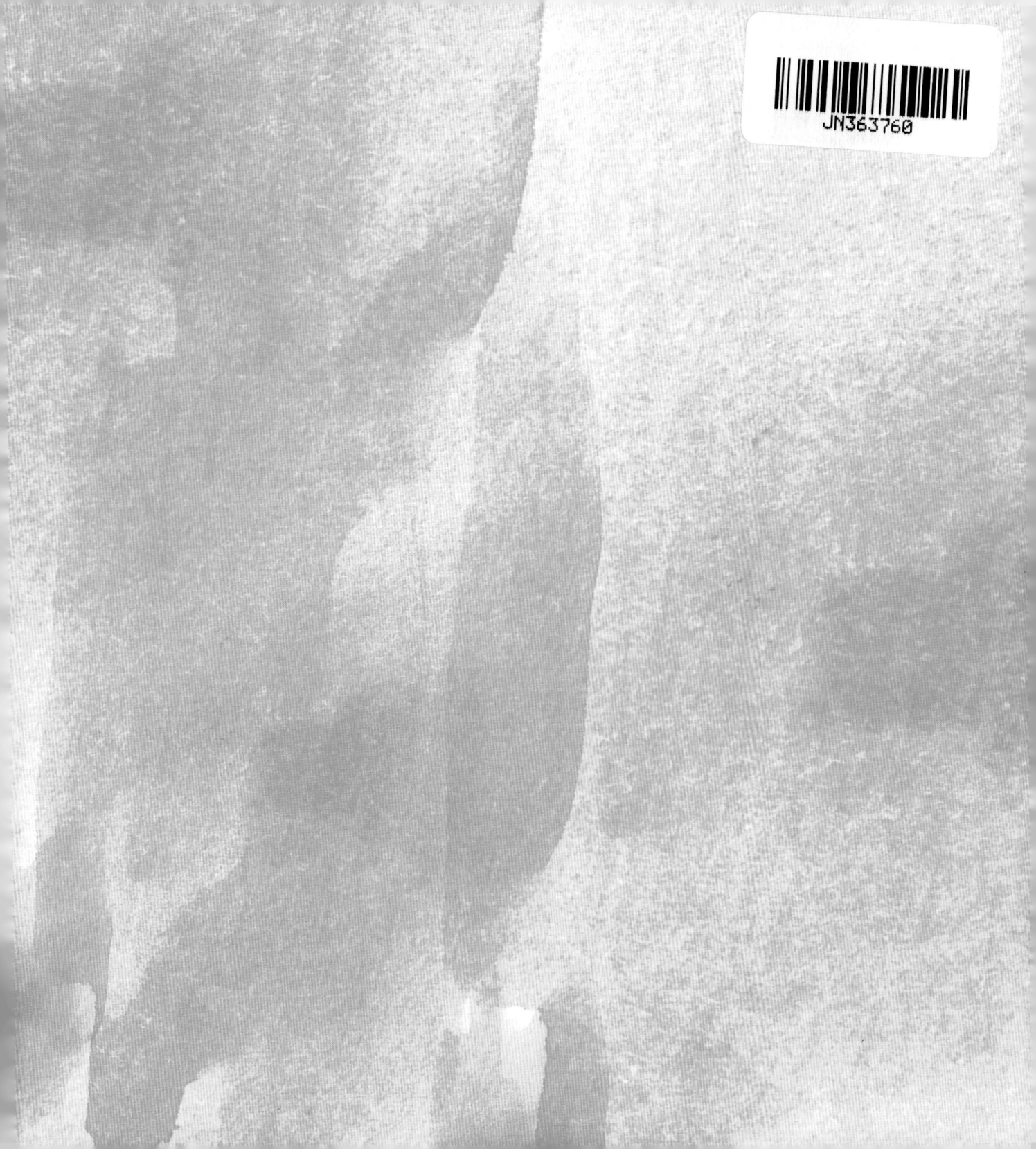

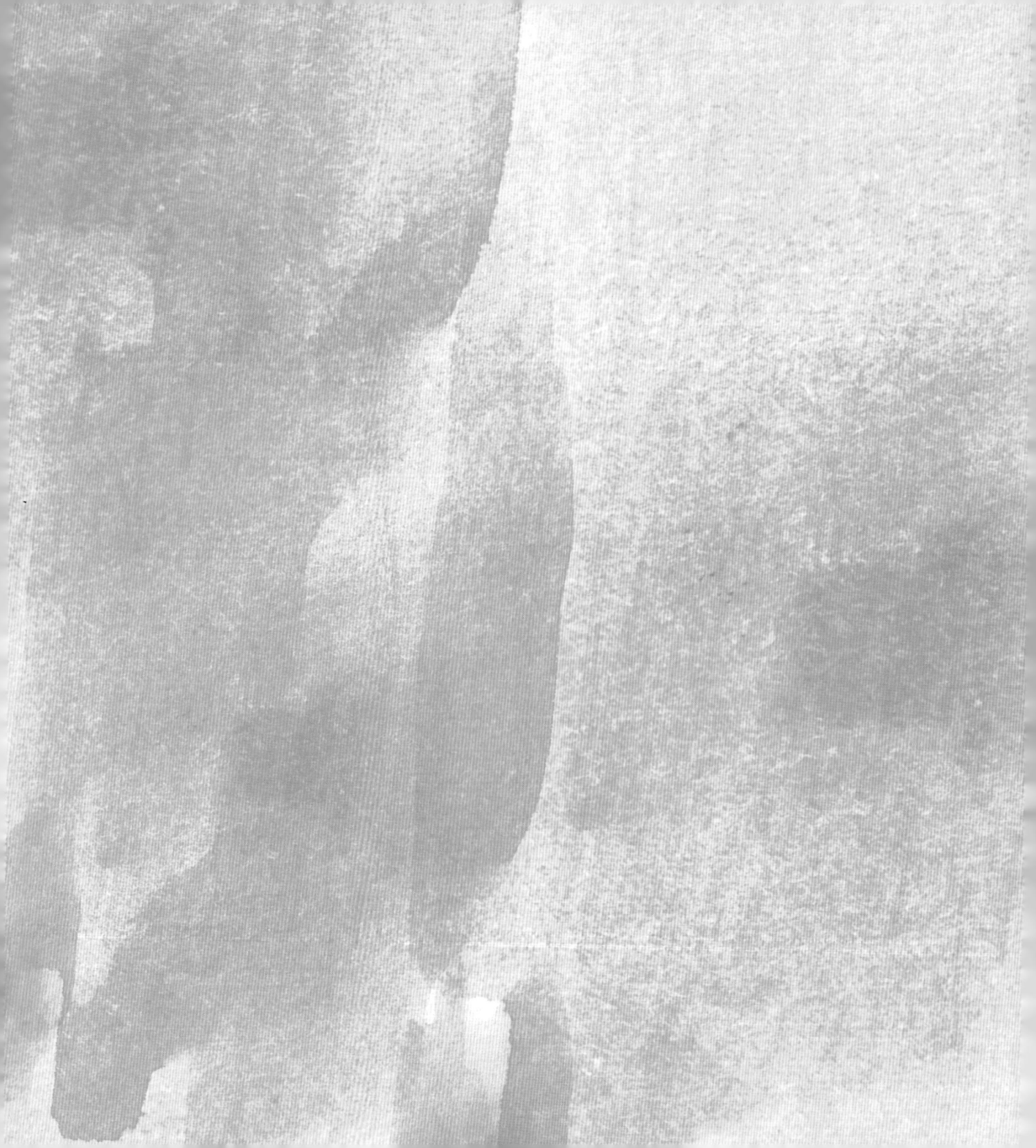

사랑 그림 태교 동시집

*For My Loving Baby*

# 사랑 그림 태교 동시집

**1판 1쇄 펴냄** 2018년 4월 10일

**지 은 이** 런룽룽 외 14명
**그 린 이** 장웨이신
**옮 긴 이** 임현석
**펴 낸 이** 정현순

**펴 낸 곳** ㈜북핀
**등    록** 제2016-000041호(2016. 6. 3)
**주    소** 서울시 광진구 천호대로 572, 5층 505호
**전    화** 070-4242-0525 / 팩스 02-6969-9737

ISBN 979-11-87616-35-1  13590

값 13,000원

Copyright ⓒ 2015 by Chunfeng Literature And Art Publishing House
All rights reserved.
Korean copyright ⓒ 2018 by Book Blossom
This Korean edition was published by arrangement with Chunfeng Literature And Art
Publishing House through Agency Liang

이 책의 한국어판 저작권은 Agency Liang를 통한 Literature And Art Publishing House와의
독점계약으로 ㈜북핀이 소유합니다.
저작권법에 의하여 한국 내에서 보호를 받는 저작물이므로 무단전재 및 복제를 금합니다.

파본이나 잘못 만들어진 책은 구입하신 곳에서 바꾸어 드립니다.

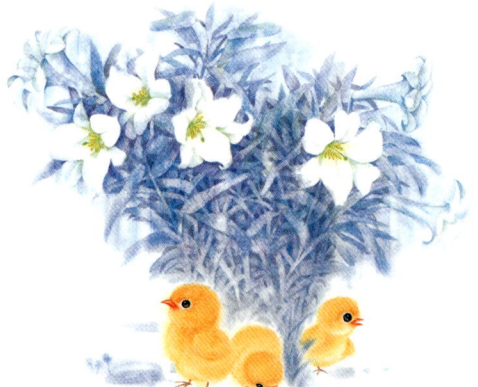

## 태어날 아기에게 들려주는 사랑스러운 그림동시 80편

곧 태어날 아기를 생각하며 아름답고 귀한 것만 접하고 싶은 9개월.
그 시간은 엄마와 아기 모두에게 중요하고 소중한 시간입니다.
태교의 중요성은 이미 많은 부모들이 알고 있고 또 실천하려고 노력하고 있습니다. 이를 위해 많은 부모들이 클래식을 듣거나 간단한 운동을 하고, 음식을 조절하며 여행을 하는 등 아기를 위해 다양한 노력을 합니다.
수없이 많은 태교 방법들이 있지만 정말 중요한 것은 엄마의 마음을 먼저 살펴야 한다는 것입니다. 좋은 그림을 보고 좋은 글을 읽으며 엄마가 행복한 시간을 보내고, 부모 스스로 자신을 사랑하고 아끼며 돌보는 것이 가장 중요한 태교입니다. 엄마의 몸과 마음을 편안한 상태로 유지하는 것이야말로 아기에게는 최고의 선물입니다.

〈사랑그림태교동시집〉에는 엄마, 아빠가 보기만 해도 마음이 따뜻해지는 그림과 동시 80편이 수록되어 있습니다. 중국의 유명한 시인들과 작가가 힘을 합쳐 멋진 명작을 탄생시켰습니다.
책장을 넘기며 그림을 보고 동시를 읽으며 태어날 아기의 모습을 상상하고 아기와 함께 할 일을 생각해 보세요. 몸과 마음이 편안해지고 웃음이 입가에 머무는 행복한 경험을 하게 될 것입니다.
하루 10분, 그림을 보고 행복한 마음으로 읽어주는 한 편의 동시는 아기와의 대화의 시간이며 아기가 성장하는 시간입니다. 동시를 읽고 느낌 감정과 아기에게 하고 싶은 말은 따로 Dear Baby에 적어두세요. 태어난 아기에게 멋진 선물이 될 것입니다.

**장웨이신(张蔚昕) 그림작가의 말**
이 책에 수록된 그림은 오랫동안 나의 일상 속에서 그린 작품들로서, 그 하나하나에 애정이 담겨 있습니다. 딸아이가 태어나고 키우면서 느꼈던 아름다운 순간들은 하나하나 사랑이 되었고, 그 사랑은 다시 한 편의 그림이 되었습니다.
이 책의 주제이기도 한 사랑이 부디 독자들을 통해 세상에 널리 퍼지기를 기원합니다.

# 차례

머리말     5

### part1 엄마에게

01 엄마 유람선     10
02 우리 아기 잘도 잔다     12
03 우리 아기 잘했어     14
04 엄마의 사랑     16
05 엄마 요리가 제일 맛있어요!     18
06 엄마가 잠이 들었네     20
07 엄마 나도 봐줘요!     22
08 엄마의 격려     24
09 엄마처럼 될 테야     26
10 박수 없는 무대     28
11 숨바꼭질     30
12 내가 잘못했을 때     32
13 엄마 품     34
14 노래 같은 엄마이 잔소리     36
15 엄마의 어깨     38
16 엄마 손을 잡으면     40
17 엄마에게 드리는 꽃     42
18 누가 누가 빠르나     44
19 얼굴에 꽃이 피었어요     46
20 가을의 선물     48
21 작은 별     50
22 엄마의 향기     52
23 나 어디에 있게요?     54
24 조금만 더 놀아요     56

### part2 아빠에게

25 나를 믿고 더 강하게     60
26 아빠의 뒷모습     62
27 두 마리 호랑이     64
28 아빠의 등     66
29 아빠와 귓속말     68
30 구두점 놀이     70
31 사랑의 동화     72
32 우리는 언제나 함께     74
33 아빠의 따뜻한 고생     76
34 아빠의 낮잠     78
35 아빠 썰매     80
36 아빠의 미소     82
37 아빠가 만들어준 식탁     84
38 아빠의 혀     86
39 아빠의 눈빛     88
40 긁어 드릴게요     90
41 뽀뽀     92

## part3 가족에게

| | | |
|---|---|---|
| 42 | 내가 주름을 펴드릴게요! | 96 |
| 43 | 같이 놀자! | 98 |
| 44 | 항상 지켜줄게 | 100 |
| 45 | 아빠는 책벌레 | 102 |
| 46 | 사랑의 희망 | 104 |
| 47 | 의좋은 형제 | 106 |
| 48 | 가자 아이들아! | 108 |
| 49 | 수를 세다 | 110 |
| 50 | 엄마가 기다린단다 | 112 |
| 51 | 웃으면 친해져요 | 114 |
| 52 | 세 송이 꽃 | 116 |
| 53 | 모든 게 궁금해 | 118 |

## part4 친구에게

| | | |
|---|---|---|
| 54 | 풍덩 | 122 |
| 55 | 달팽이 | 124 |
| 56 | 아이 더러워 | 126 |
| 57 | 보물찾기 | 128 |
| 58 | 강아지 취하다 | 130 |
| 59 | 토끼 남매 | 132 |
| 60 | 안녕! | 134 |
| 61 | 이만한 침대 없어요 | 136 |
| 62 | 모험이 있어야 승리가 있다 | 138 |
| 63 | 즐거운 흰둥이 | 140 |
| 64 | 만남 | 142 |
| 65 | 무용 수업 | 144 |
| 66 | 아기 요정 | 146 |

## part5 자연사랑

| | | |
|---|---|---|
| 67 | 가장 아름다운 시절 | 150 |
| 68 | 얼음 꽃 | 152 |
| 69 | 아름다운 약속 | 154 |
| 70 | 자장자장 아기고양이 | 156 |
| 71 | 햇살 | 158 |
| 72 | 날고 싶은 다람쥐 | 160 |
| 73 | 나는 네가 좋아 | 162 |
| 74 | 이렇게 지켜보면 | 164 |
| 75 | 달빛 꽃 | 166 |
| 76 | 작은 새와 꽃 | 168 |
| 77 | 토끼의 귓속말 | 170 |
| 78 | 물에 빠진 달님 | 172 |
| 79 | 사랑 | 174 |
| 80 | 당신을 지켜봅니다 | 176 |

지은이 소개     178

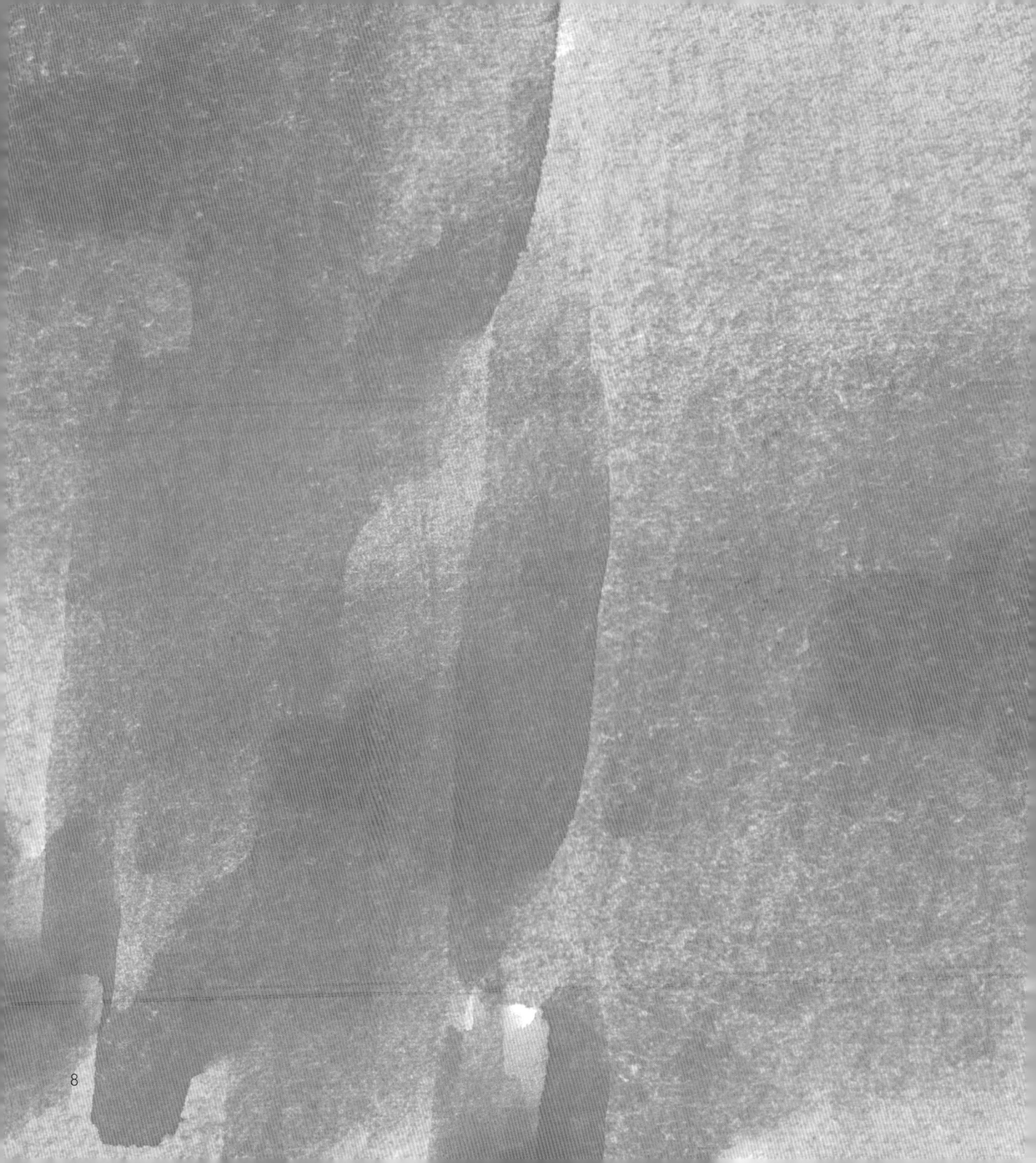

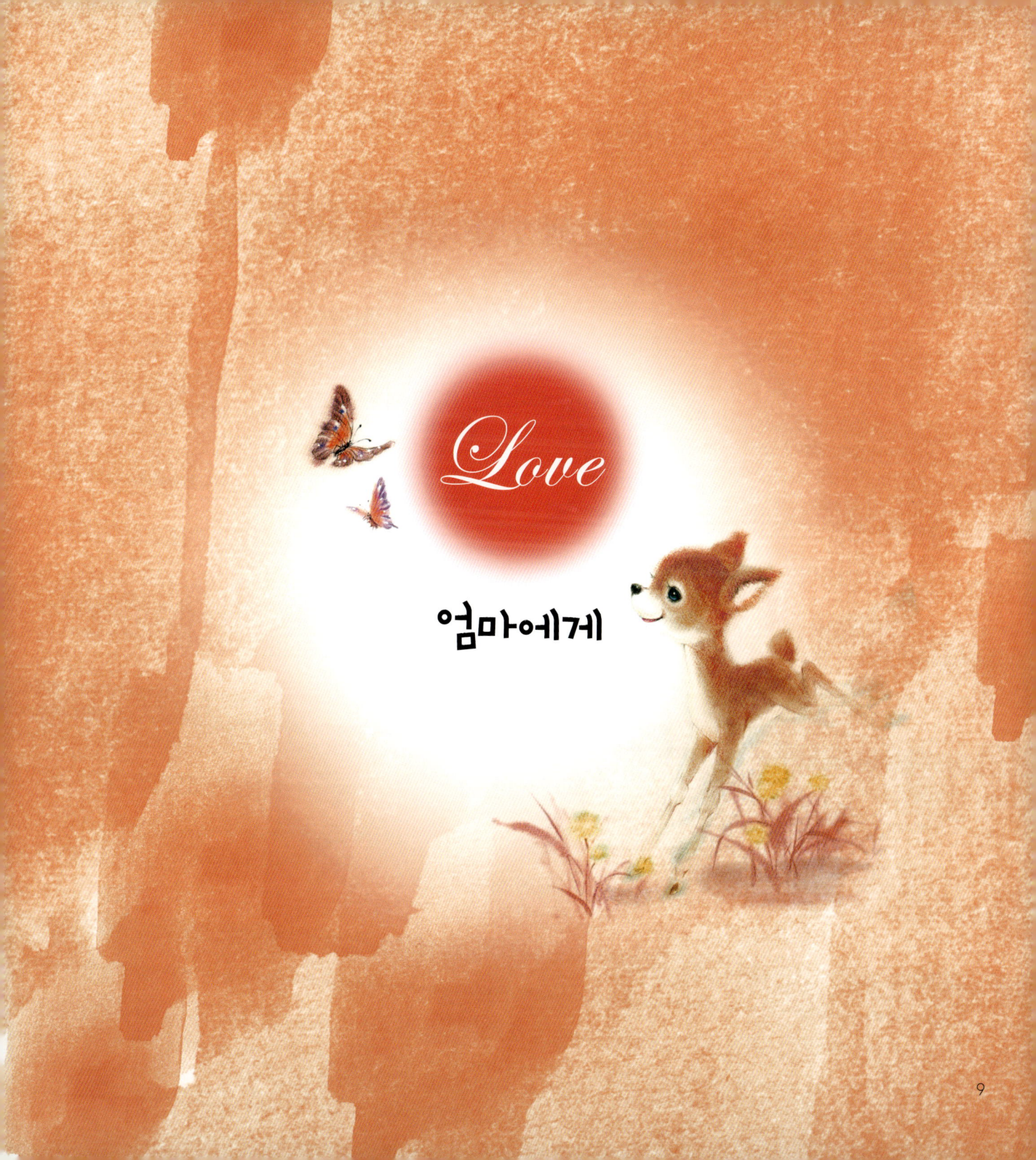

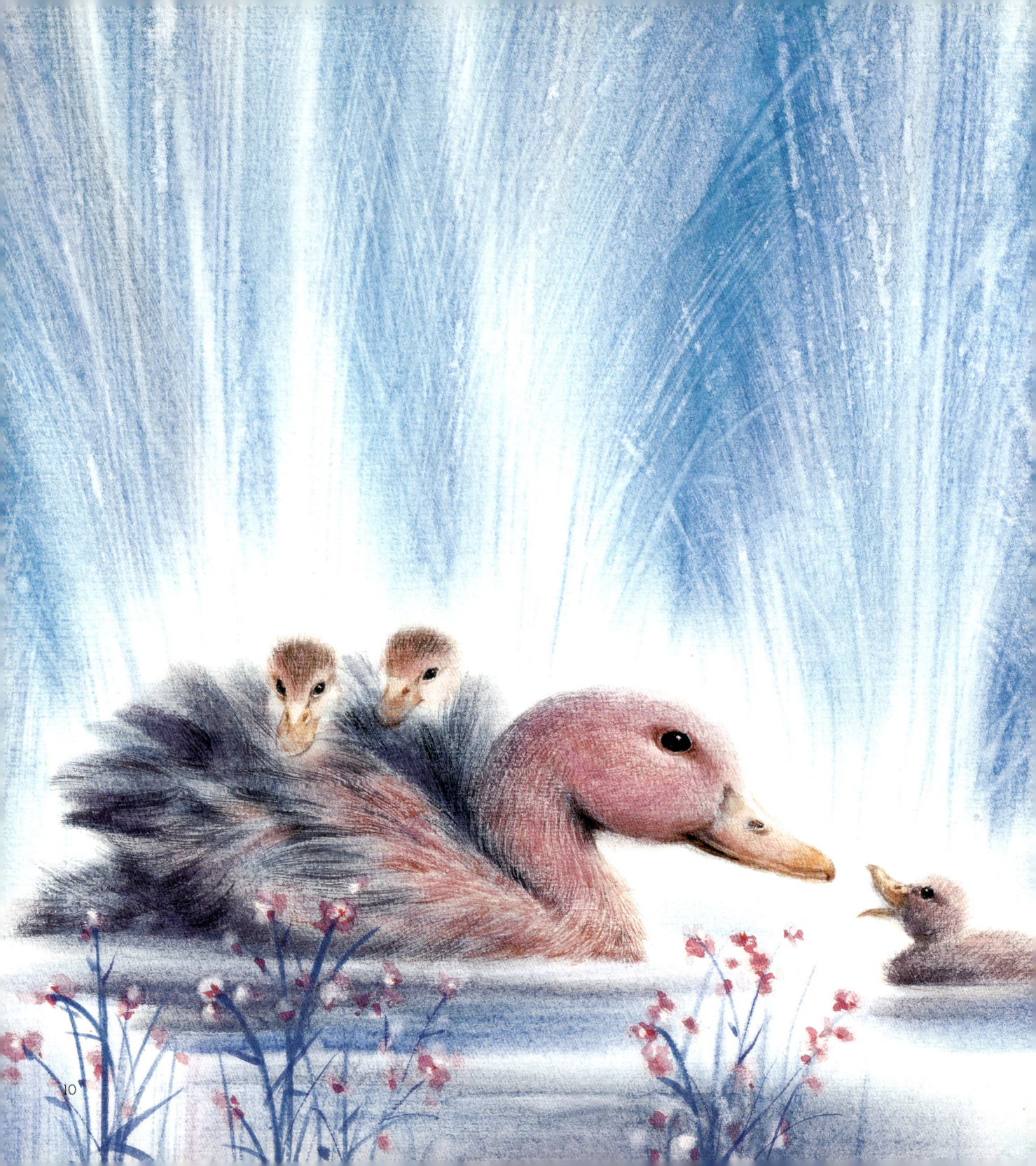

# 엄마 유람선

런룽룽(任溶溶)

우리들은 헤엄칠 수 있으니
지금껏 배를 못 타봤어요.
사랑하는 엄마 우리를 등에 태우고
한 바퀴 휙.
너무나 신나는 엄마 유람선!

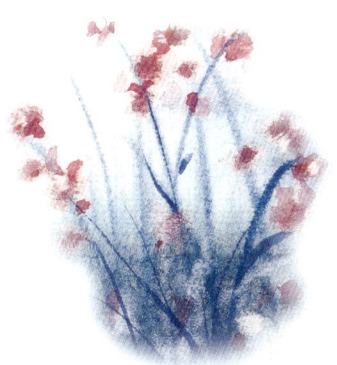

*Dear Baby*

_____

_____

 # 우리 아기 잘도 잔다

런룽룽(任溶溶)

토닥토닥 우리 아기 잘도 잔다.
아기가 깊이 잠들 때까지
엄마는 아기를 토닥입니다.
토닥토닥 우리 아기 잘도 잔다.
어느새 잠이 깬 아기 둘러보니
엄마도 잠이 들었네요.
나를 재우려고 피곤하셨을 거야.
아기는 엄마가 푹 자도록
꼼짝도 하지 않습니다.
아기는 엄마를 사랑하고
엄마는 아기를 사랑하고.

*Dear Baby*

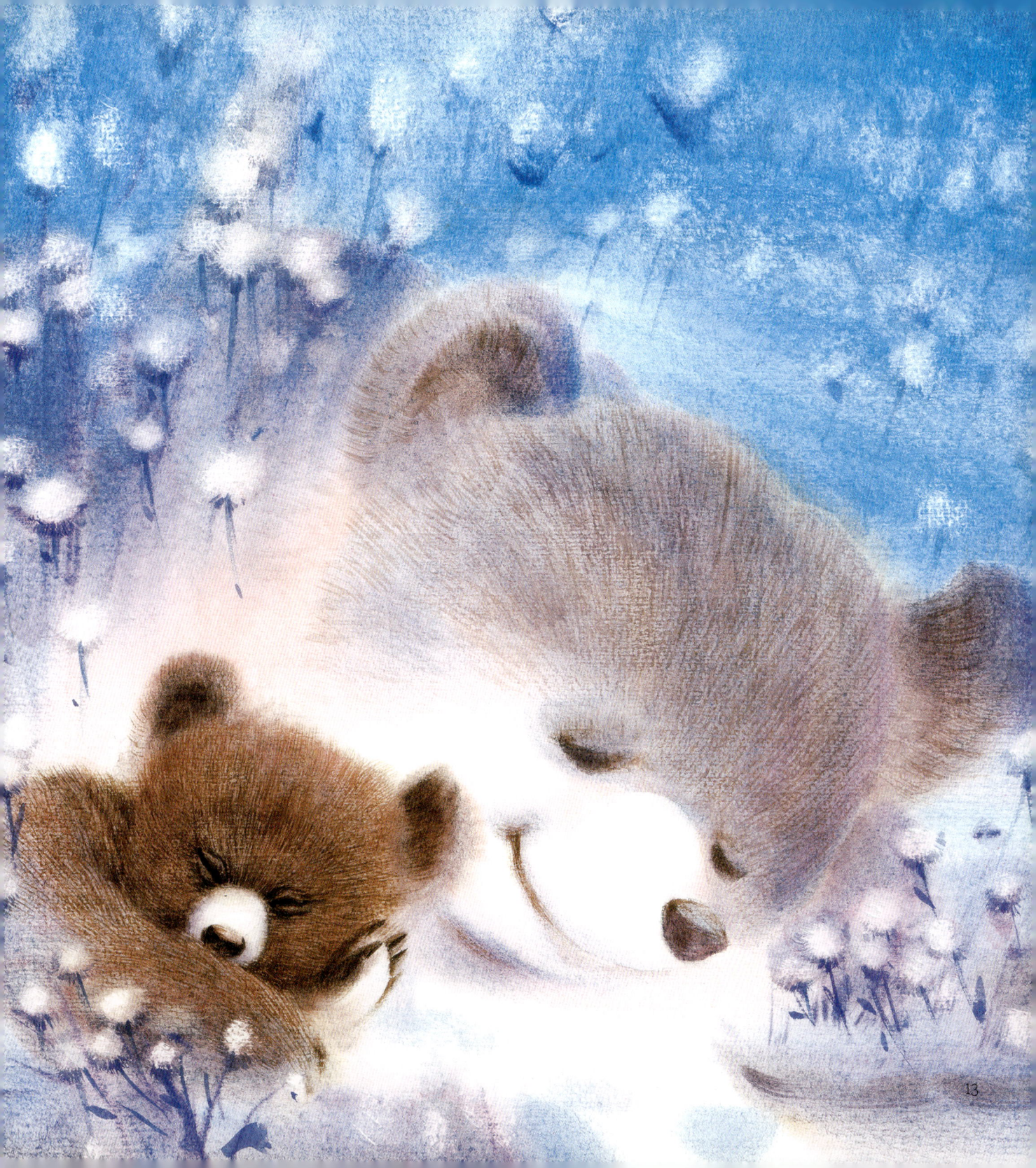

 ## 우리 아기 잘했어

가오훙보(高洪波)

병아리 털이 보슬보슬
재잘거리며 작은 벌레를 쫓아요.
작은 벌레 하나 입에 물고서 엄마에게 쪼르르
엄마가 고개를 끄덕이며 칭찬합니다.

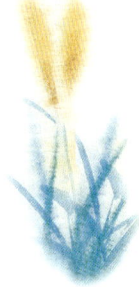

*Dear Baby*

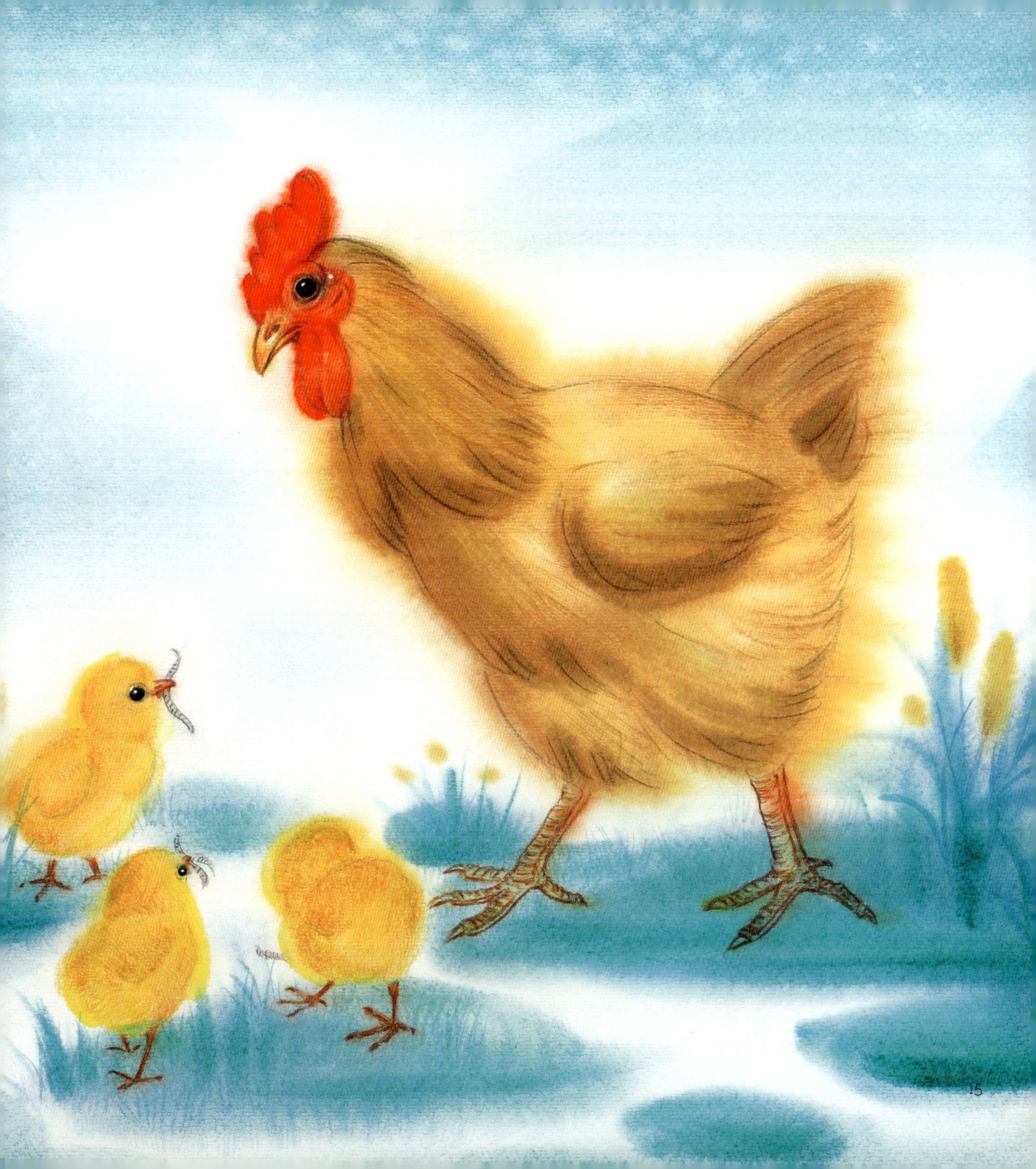

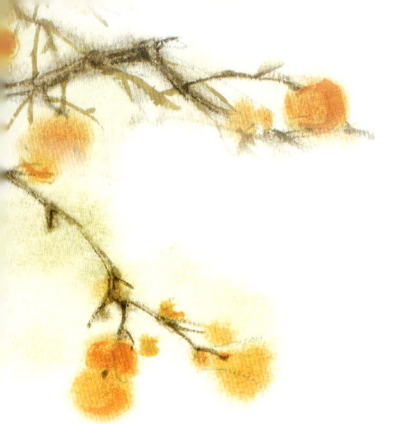

# 엄마의 사랑

진보(金波)

엄마는 사랑으로

만든 주머니를

가슴에 달고선

저를 넣어 주셨어요.

여기서 과일을 먹으면, 다 꿀맛이야.

여기서 잠이 들면, 정말 포근해.

엄마가 사랑으로 주신 것은

나의 행복한 기억들.

*Dear Baby*

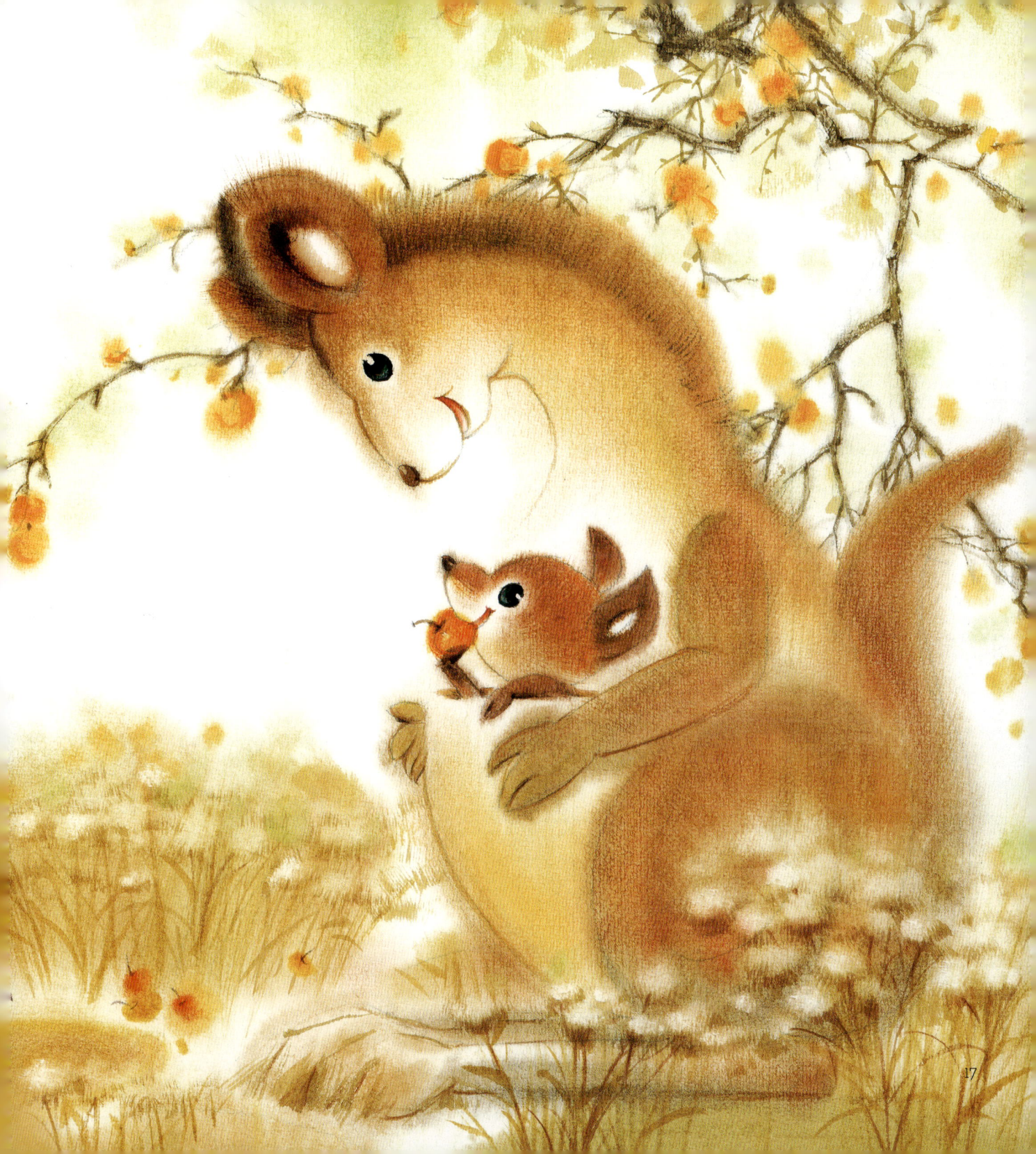

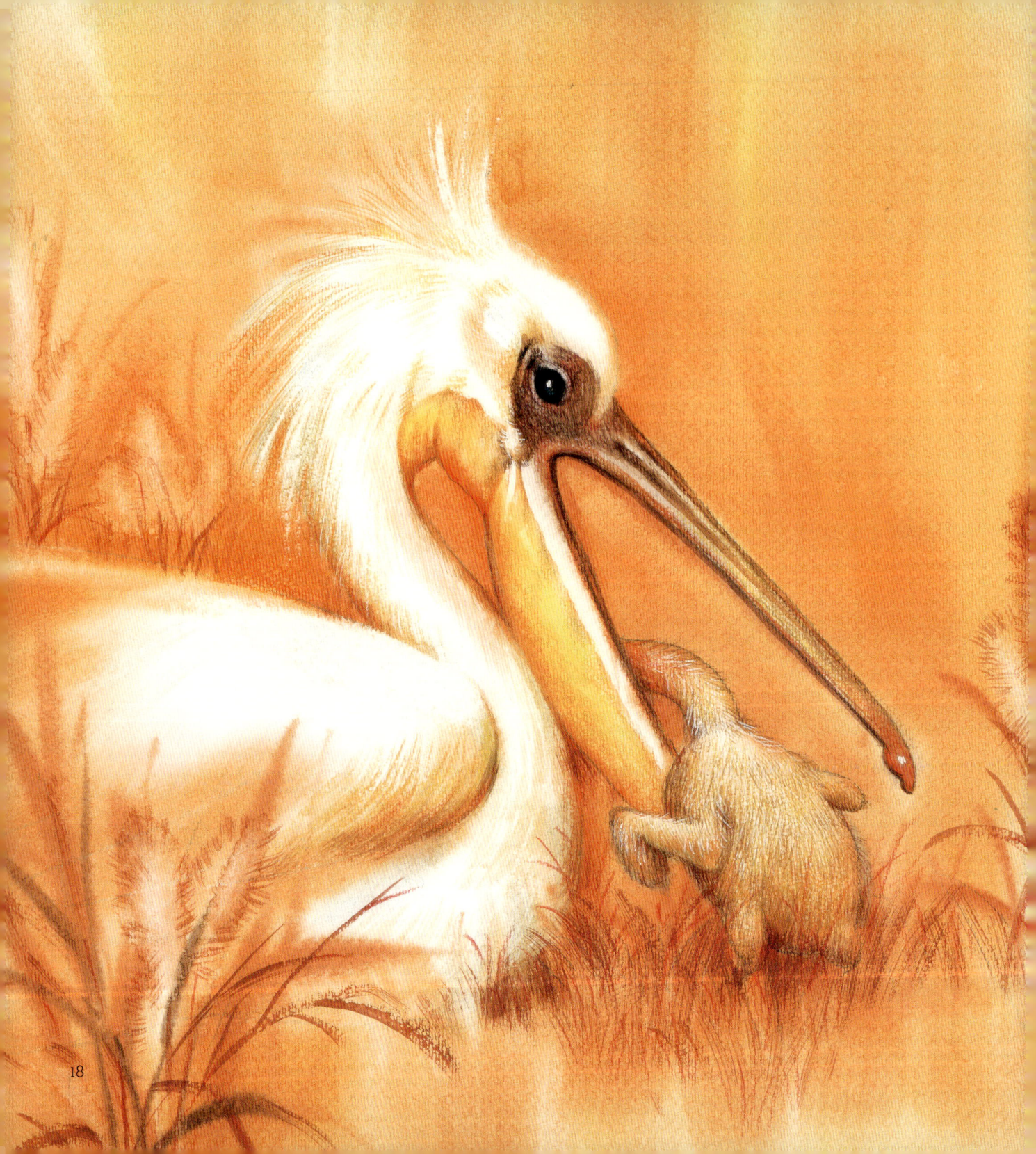

## 엄마 요리가 제일 맛있어요!

진보(金波)

배고파, 배고파,

부리를 열어주세요.

맛있어, 맛있어,

엄마가 주신 밥이 제일 맛있어요.

무럭무럭 자라면

나도 하늘을 날 수 있겠지.

아무리 멀리 가도

엄마와 나의 집은 잊지 못해요.

*Dear Baby*

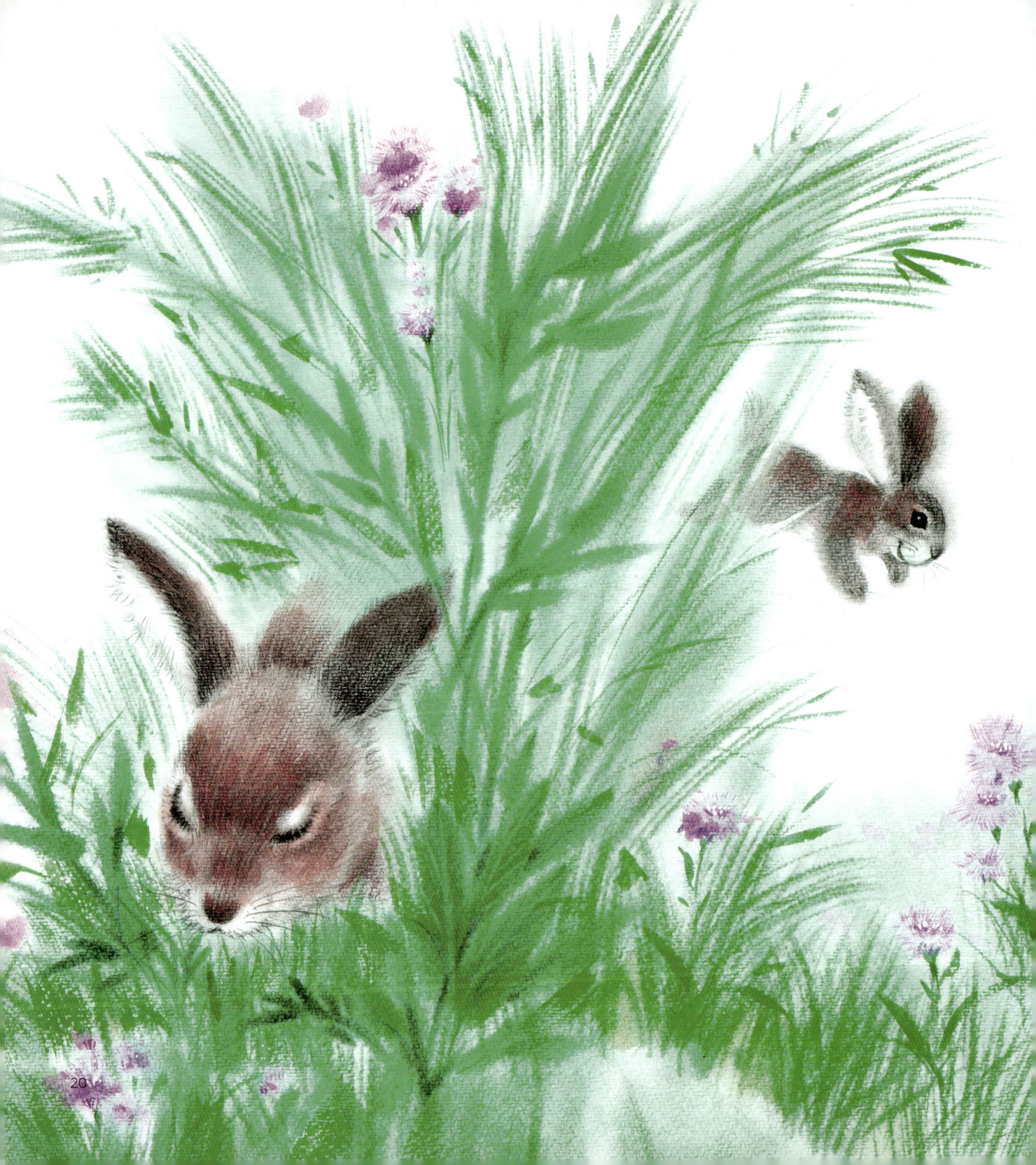

## 엄마가 잠이 들었네

쉐웨이민(薛卫民)

빨리 달려
빨리 달려라!

뛰고, 구르고
뛰고, 구르고

땅은 넓고 하늘은 높아
껑충껑충 뛰어다녀요.

엄마도 꿈속에서
이 모습 보고 있겠죠.

*Dear Baby*

-------------------------------------------------------

-------------------------------------------------------

## 엄마 나도 봐주요!

쉐웨이민(薛卫民)

엄마, 엄마, 나 좀 보세요.
엄마가 세상에서 제일 예뻐요.
어린 누이가 엄마 등에 타고
귀여운 척 의기양양

엄마, 엄마, 나 좀 보세요.
늘 엄마 옆에 있고 싶어요.
큰 누이 엄마 곁에서
언제나 껴안고 기대고

엄마, 엄마, 나 좀 보세요.
이때 한 녀석 물속에 퐁당!
너는 누구니?
그것은 장난꾸러기 막내 녀석

엄마, 엄마, 나 좀 보세요.
엄마에 대한 사랑은 마음속에 있어요.
항상 조용한 큰누나
백조 가족의 숙녀

엄마, 엄마, 나 좀 보세요.
내가 늘 엄마를 지켜드릴게요.
키가 작다고 오빠를 무시하지 마라.
그 누구보다 용맹하다고!

*Dear Baby*

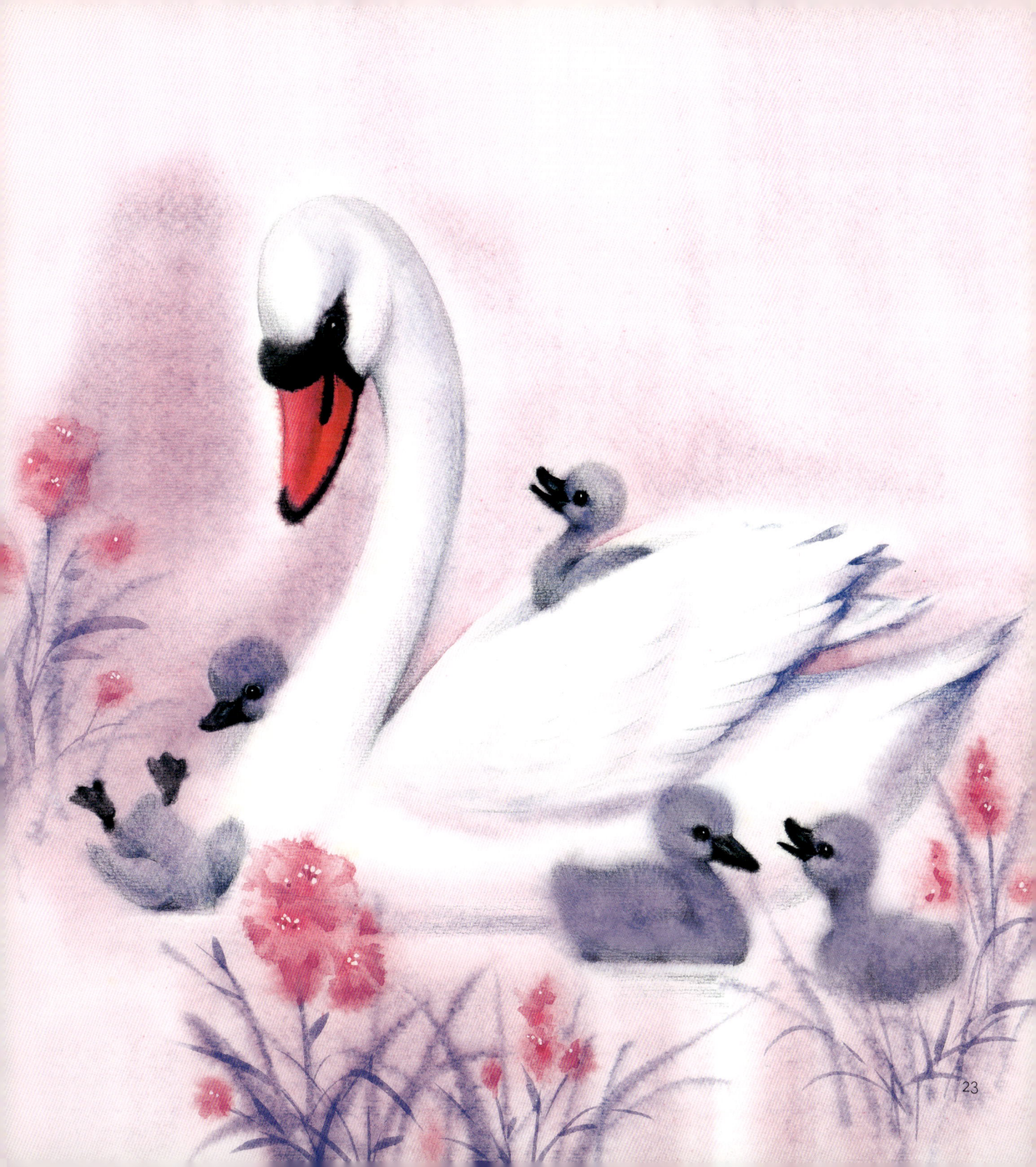

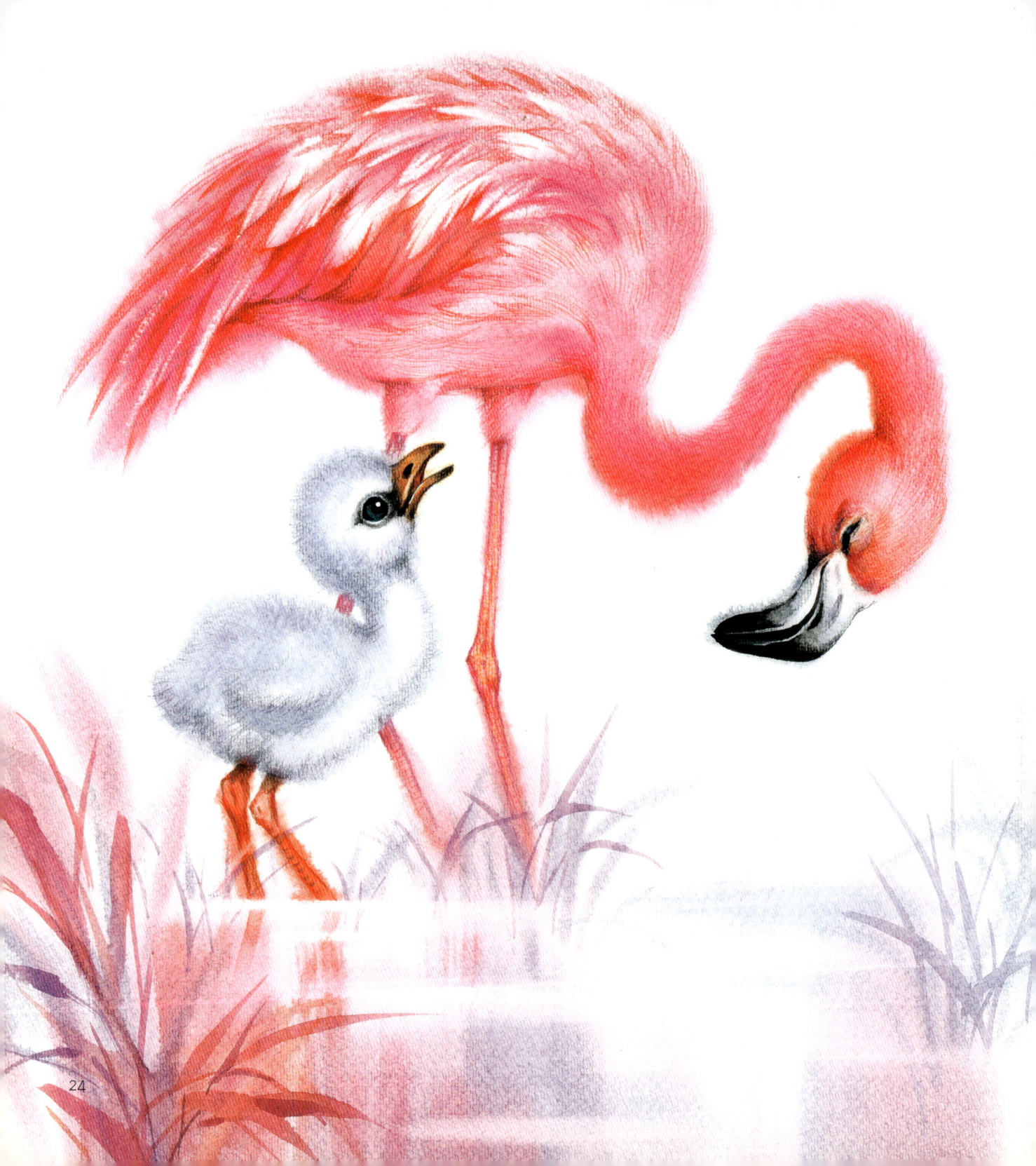

## 엄마의 격려

판파쟈(樊发稼)

사랑하는 아이야, 나의 미래야
너에 대한 기대 말로 다 할 수가 없단다.

말하지 마세요.
엄마의 마음은 제가 잘 알고 있어요.

걱정 마세요. 얼른 자라서
엄마처럼 미래를 용감히 마주할래요.

*Dear Baby*

# 엄마처럼 될 테야

류빙준(刘丙钧)

될 테야, 될 테야,
엄마처럼 될 테야.
저 많은 풀 이름을 알고
저 다양한 꽃 모양을 구별하고

될 테야, 될 테야,
엄마처럼 될 테야.
몸에는 기다란 꼬리털을 달고서
머리 위로 풍성한 화관족두리를 쓴

될 테야, 될 테야.
엄마처럼 똑똑하고,
엄마처럼 아름답게.

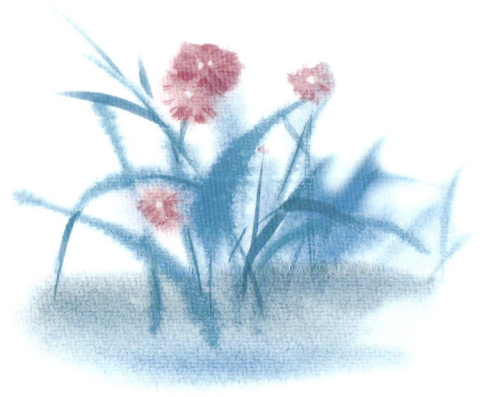

*Dear Baby*

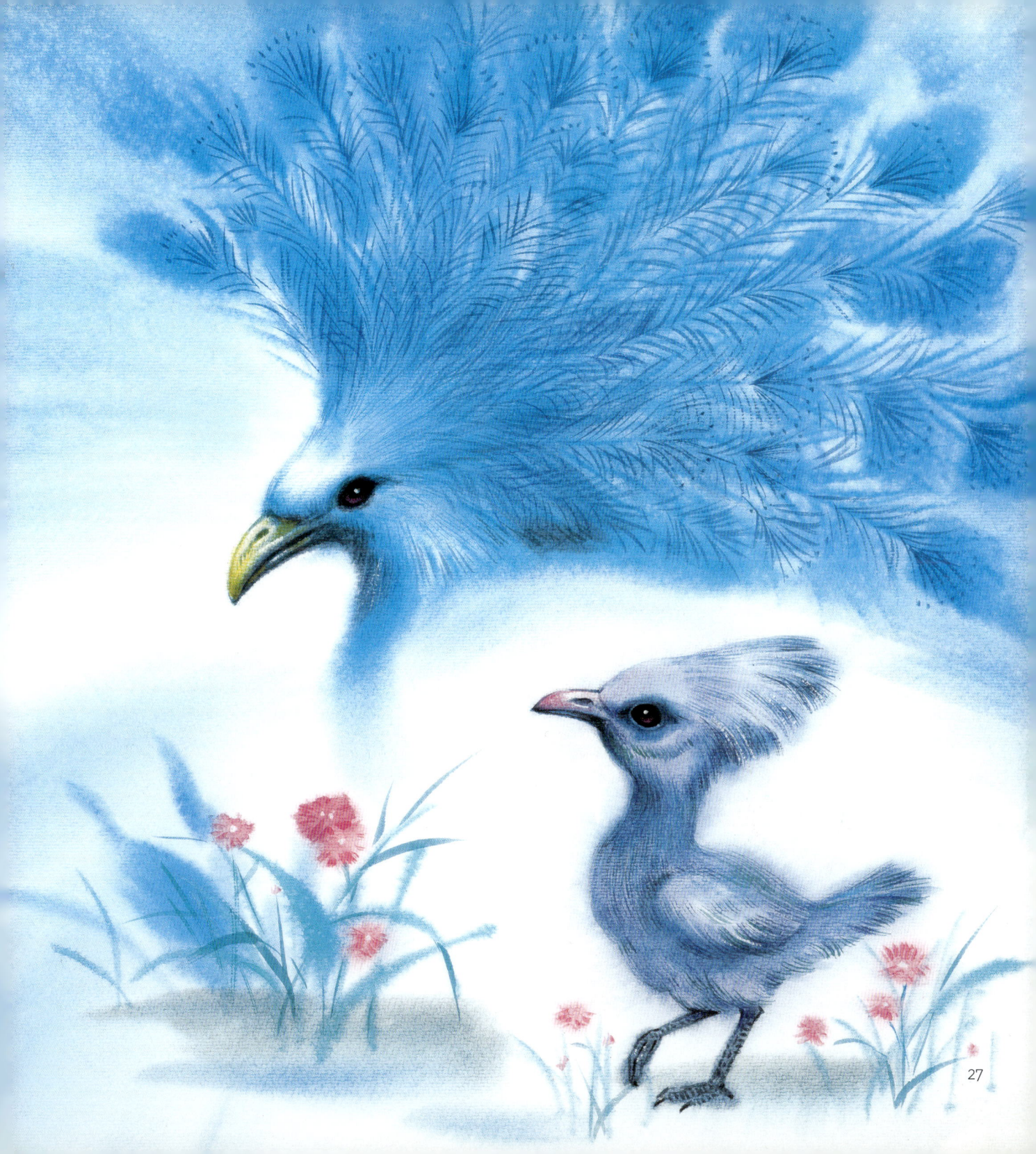

# 박수 없는 무대

장샤오난(张晓楠)

나를 봐주요.

엄마 닮은 아름다운 눈

이렇게 예쁜 치마를 입으니

인어공주 같지 않나요?

음악이 울려요.

나는 이미 준비가 되었어요.

몸도 풀었고

떨리지 않아요.

무섭지도 않아요.

그런데 같이 놀던 작은 게와 새우는

어디로 간 거지?

눈 깜짝할 사이에

청개구리가 된 올챙이처럼

어디로 사라진 거니?

박수 없는 무대는

김이 빠져요.

관객이 없는

구연동화처럼…

*Dear Baby*

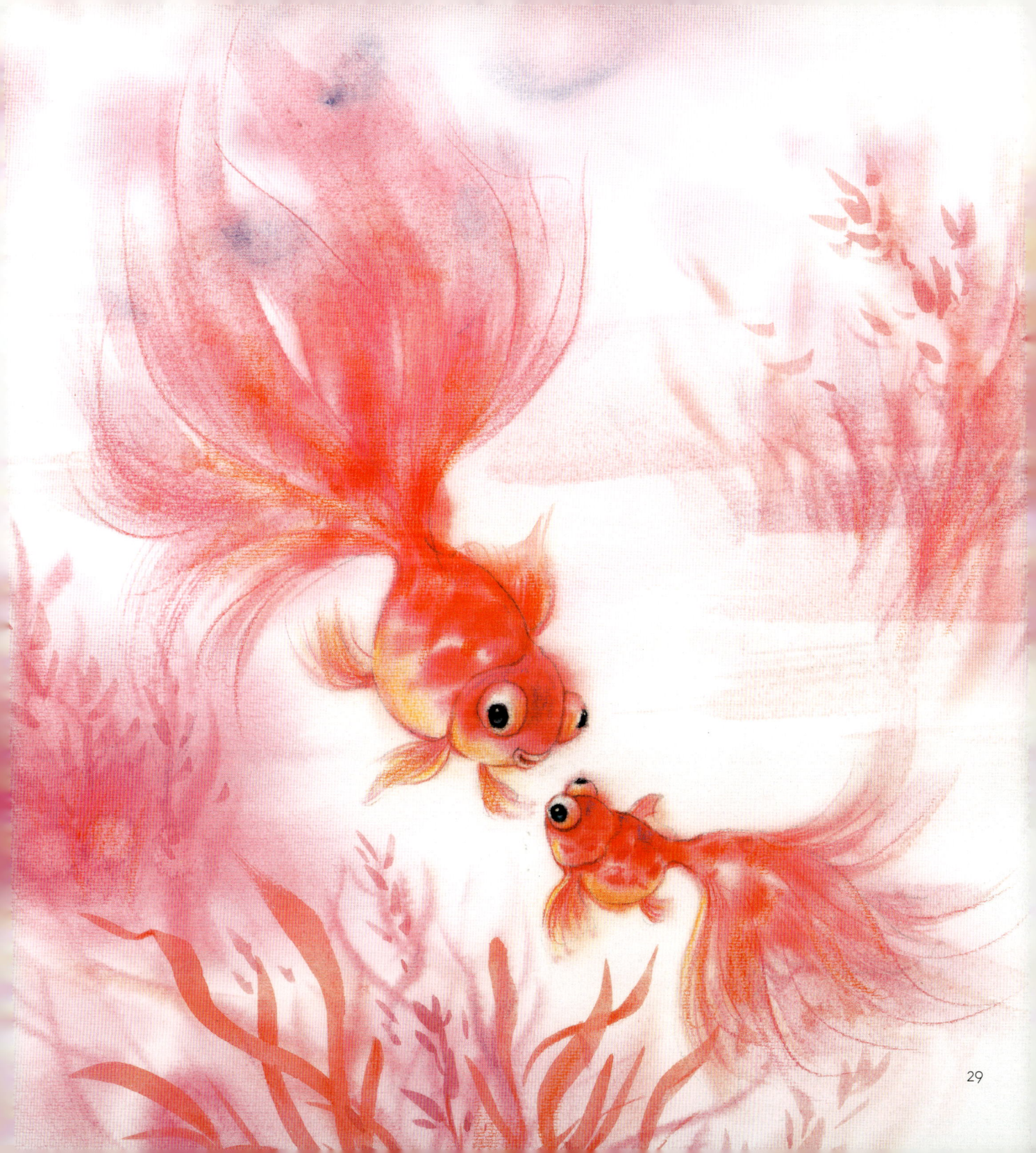

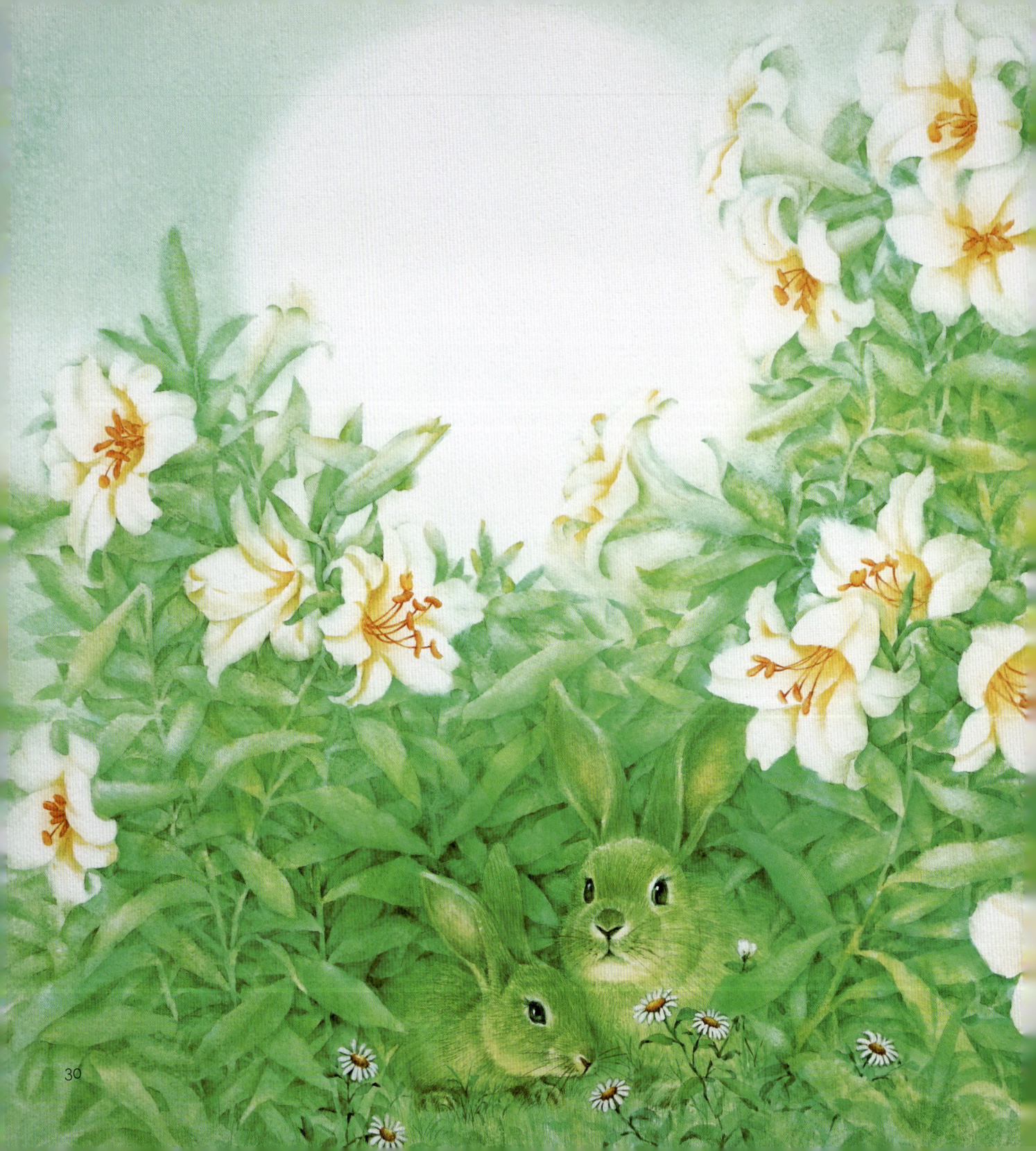

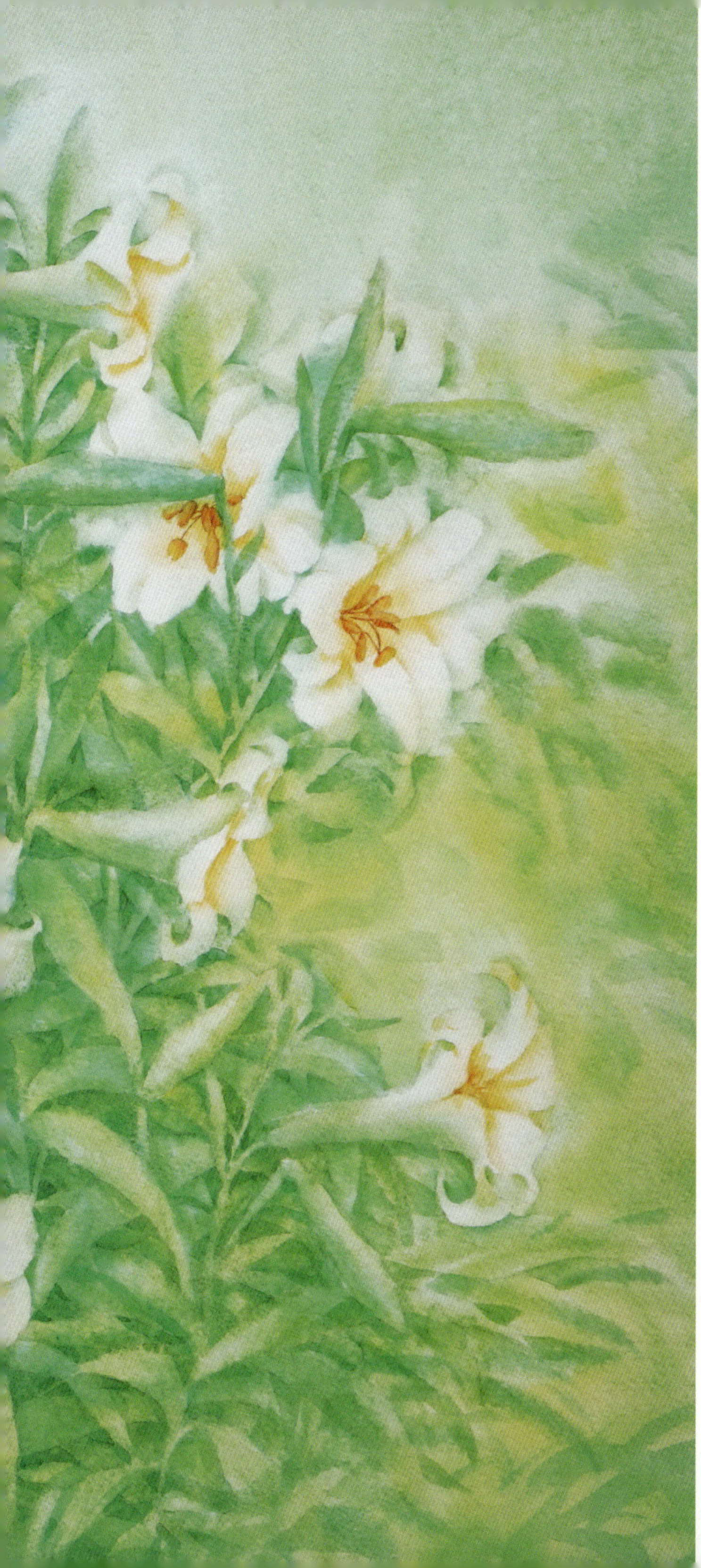

 # 숨바꼭질

장샤오난(张晓楠)

쉿! 소리 내지마,
아빠가 우리를 찾을 때까지.

엄마도 어릴 때
이렇게 놀았단다.
꽃밭을 헤집고 들어가
깊은 사랑 속에 숨었지.

기쁨이 찾아와
꽃을 피우고
따뜻함이
숨었던 곳에서 나올 때까지.

*Dear Baby*

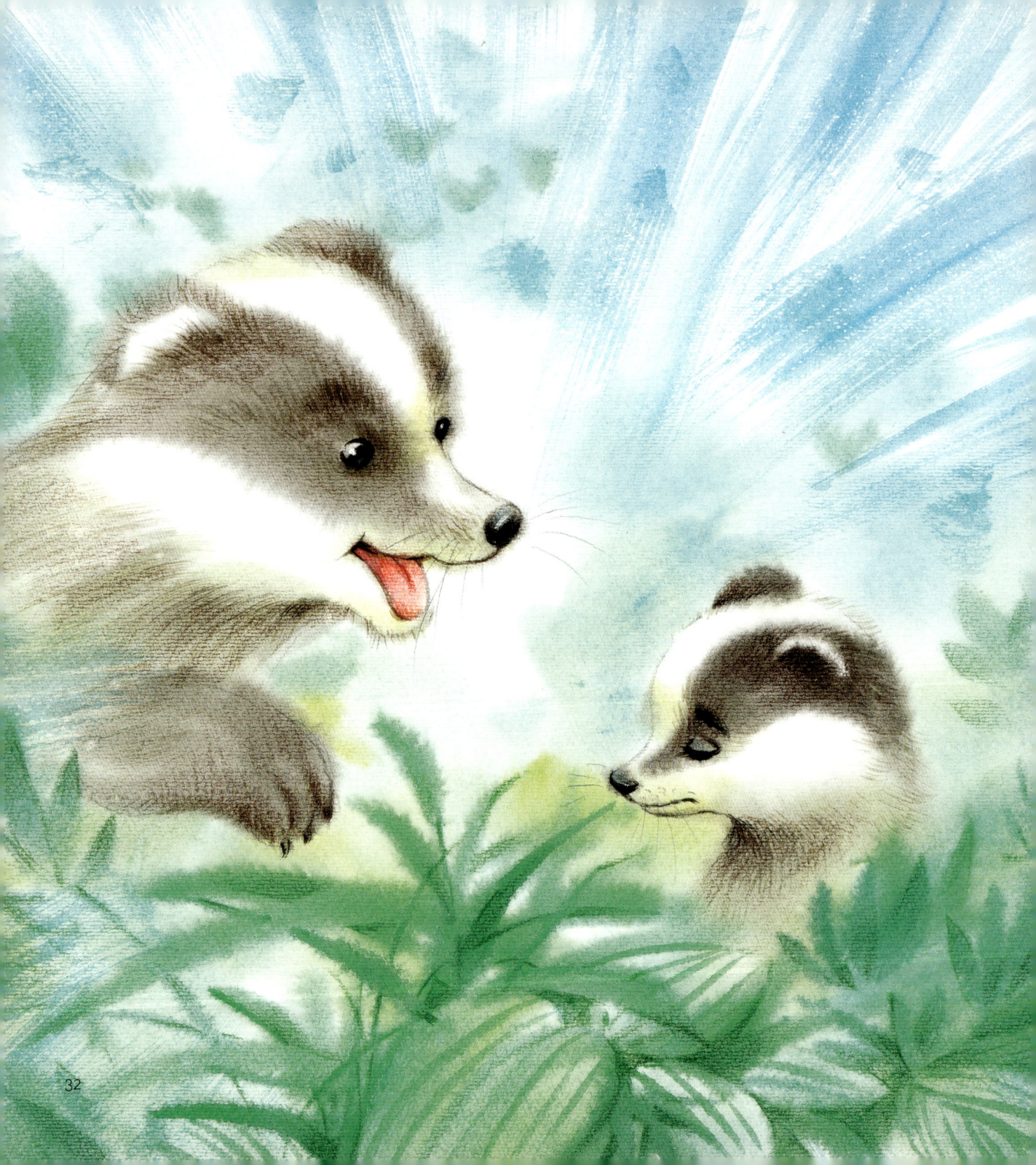

## 내가 잘못했을 때

쉬루(徐魯)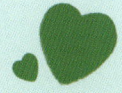

내가 잘못하면

엄마도 화를 내요.

실망도 하시고 놀라기도 하시죠.

하지만 엄마는 언제나

이 모든 것을 비밀로 해주세요.

어린 풀의 꿈을 지켜주는

따스한 눈치럼.

작은 새의 집을 지켜주는

커다란 나무처럼.

*Dear Baby*

# 엄마 품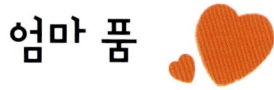

바이빙(白冰)

가볍고 따뜻해서 구름 같아요.
보드랍고 푹신해서 깃털 같아요.

엄마 품은 참 포근해요.
엄마 품은 참 신기해요.

나뭇잎들아 바스락거리지 말아줘.
새들아 재잘거리지 말아줘.

엄마의 품 안에서
편안히 잠들 거니까.

꿈속에서 내가 자라고 커서
백 살이 되어도
엄마는 나를 꼭 안아 주시네.

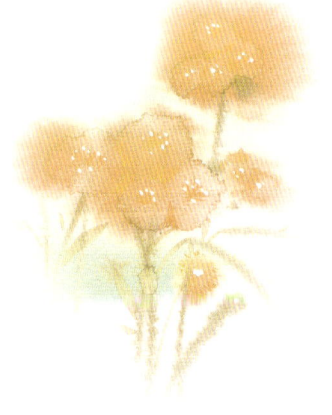

*Dear Baby*

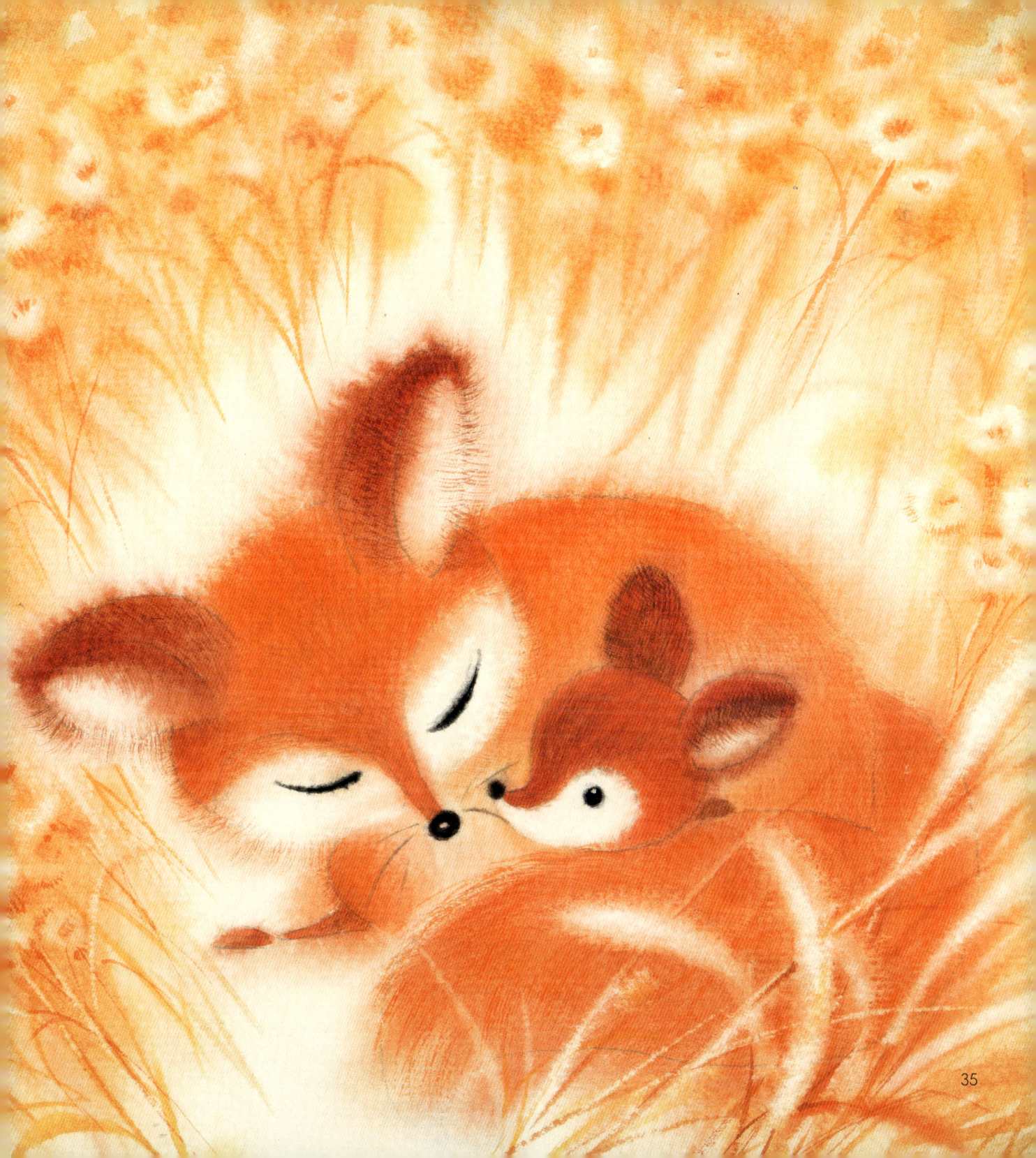

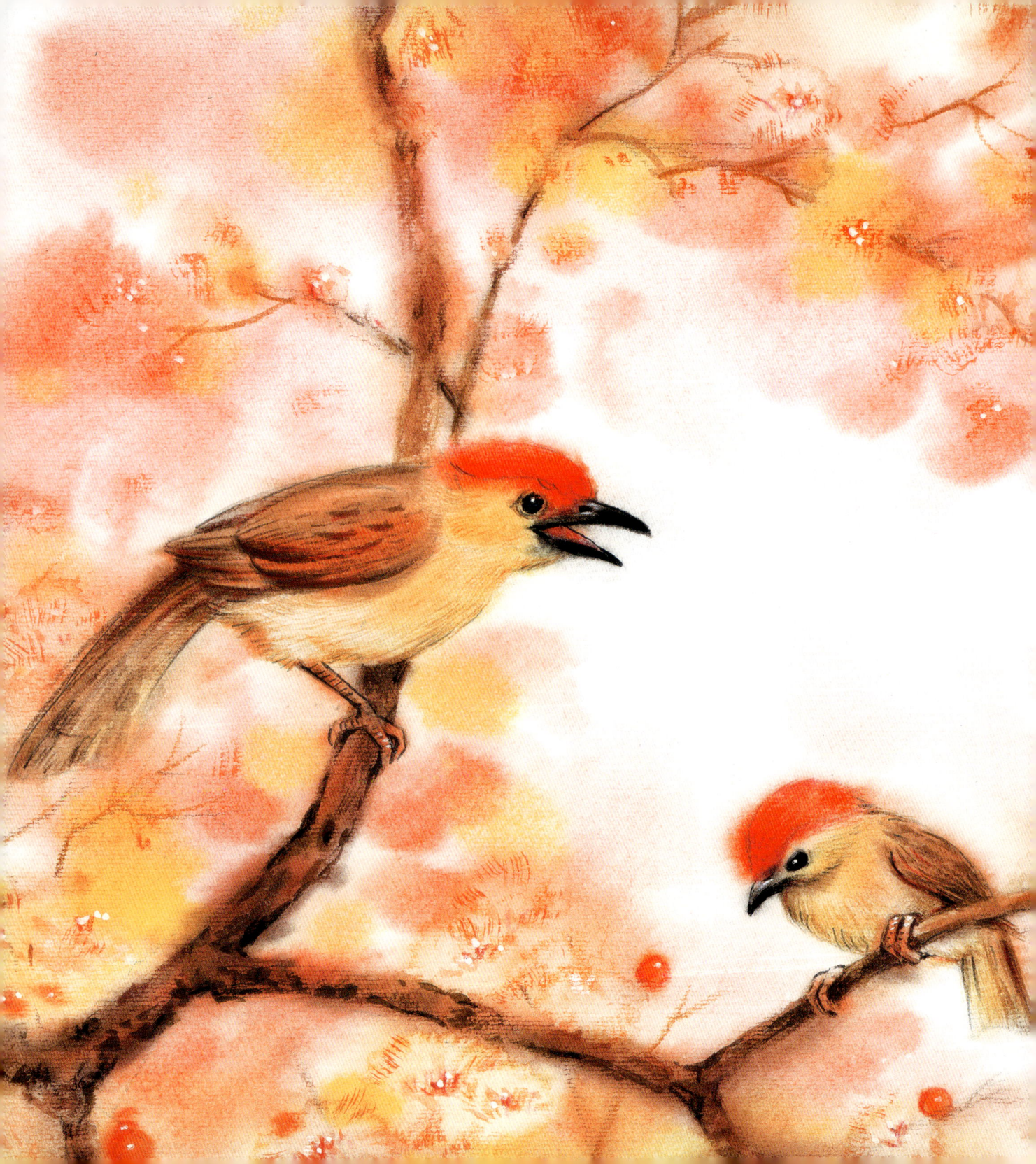

## 노래 같은 엄마의 잔소리

바이빙(白冰)

엄마는 잔소리쟁이
소리가 다다다, 자동차 같아요.

"솔개를 보거든 얼른 피하렴.
큰 독사는 절대 쫓지 말아라."

"일찍 일어나는 새가 벌레를 잡는단다.
저녁 무렵에는 꼭 둥지로 일찍 돌아오렴."

"기러기가 먼 길을 가기 위해서
나는 것을 배우듯
노래하는 새들은 먼저 지저귈 줄 알아야 해."

아기 새 고개 숙여 가만히 생각하니
엄마의 잔소리가 싫지는 않아요.

엄마의 잔소리는 사랑이니까.
엄마의 잔소리는 노래니까.

엄마의 사랑과 노래를 들으며 얼른 커서
날개를 펴고 저 구름을 쫓아가야지.

*Dear Baby*

 ## 엄마의 어깨

왕리춘(王立春)

처음으로, 물 밖으로 올라와 봐요.
처음으로, 물보라를 뿜어내요.
햇살이 몸 위에 비추고,
와, 세상이 이렇게 크다니!

고마워요, 엄마의 어깨.
고마워요, 엄마의 사랑.

*Dear Baby*

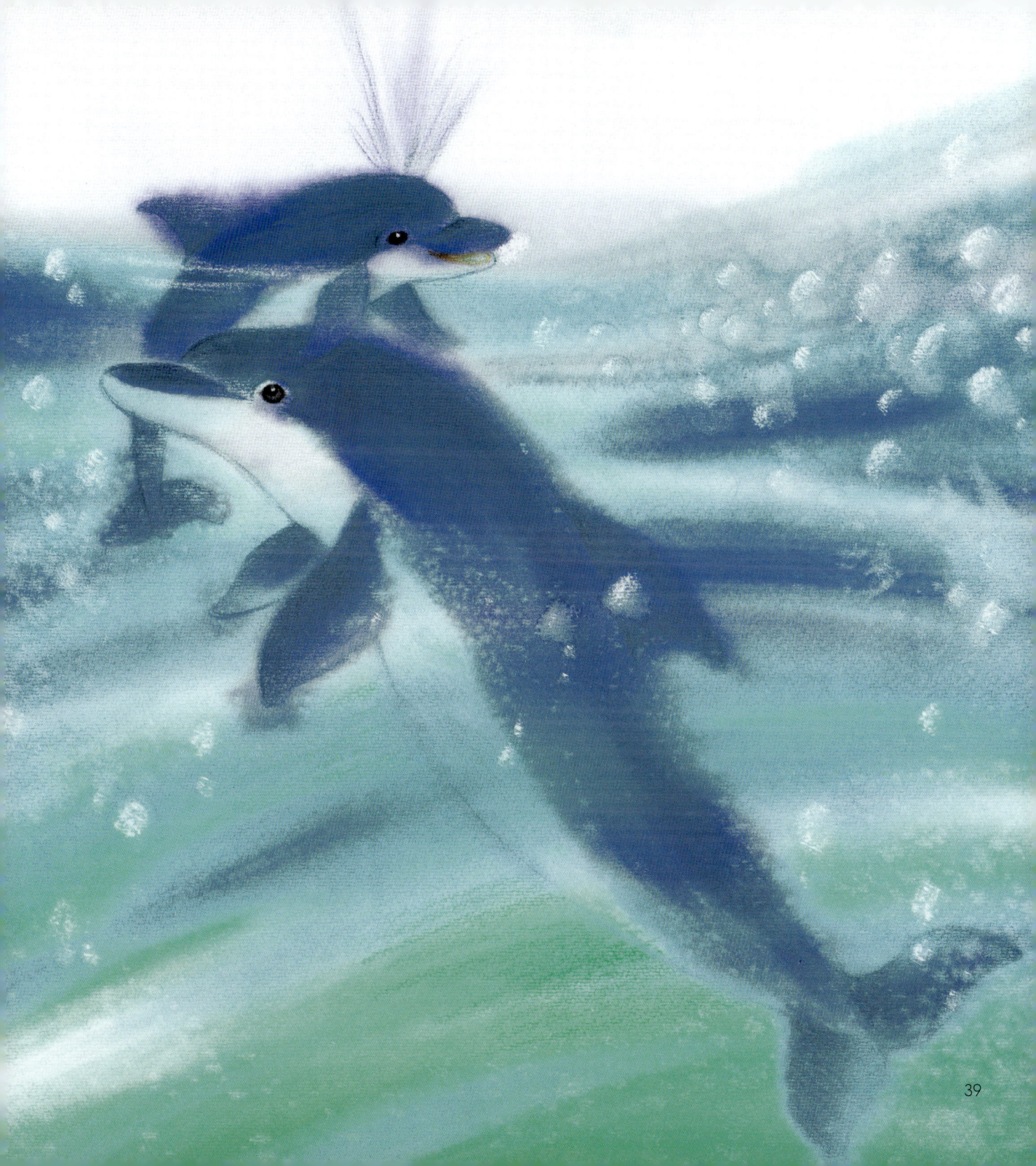

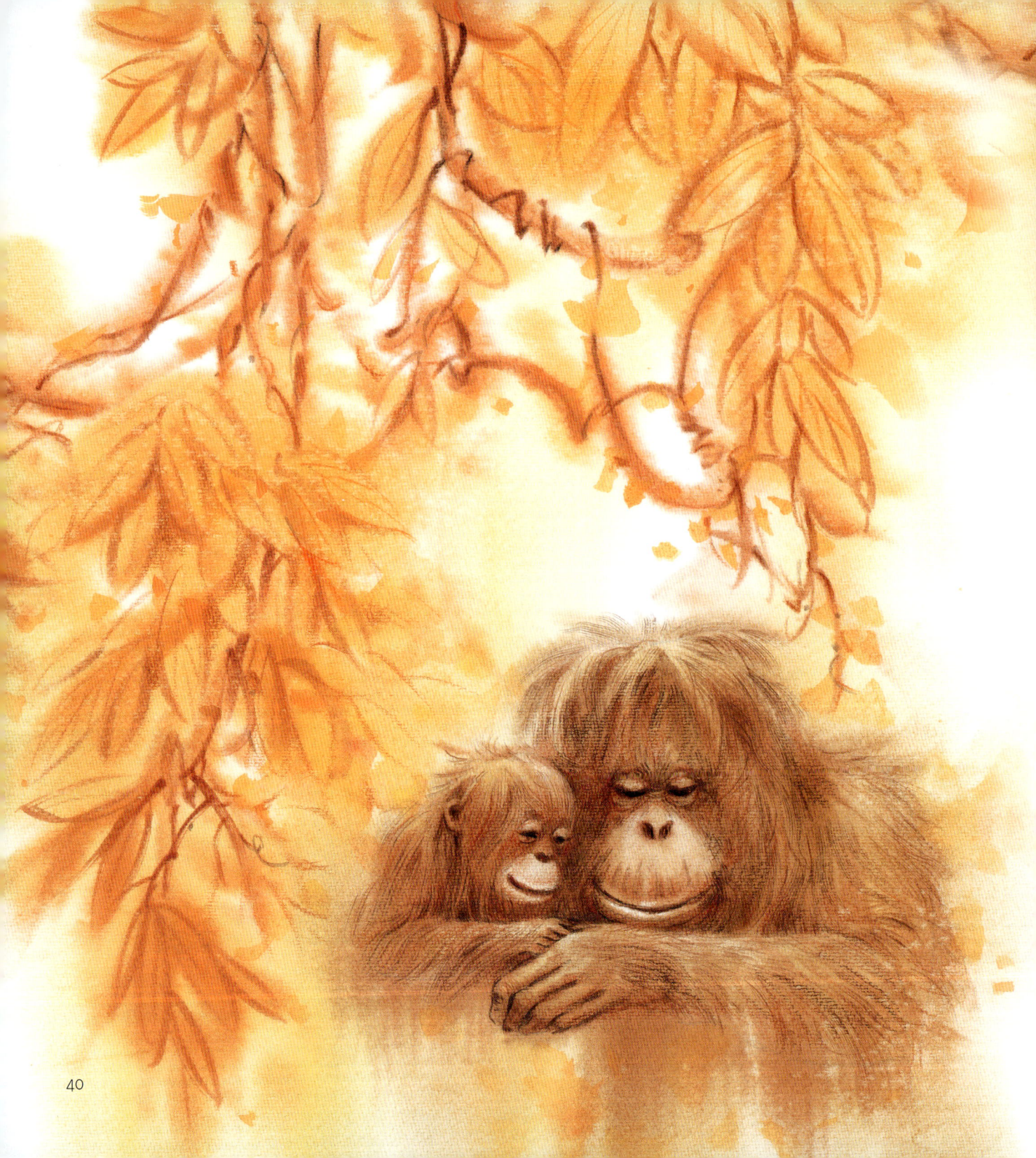

## 엄마 손을 잡으면

산잉치(单瑛琪)

바람이 불어와도
엄마 손을 잡으면
봄의 따스함이 손에 잡혀요.

여름비가 쏟아져도
엄마 손을 잡으면
여름의 경쾌함이 손에 잡혀요.

낙엽이 떨어져 내려도
엄마 손을 잡으면
가을의 아름다움이 손에 한가득

눈이 휘날려도
엄마 손을 잡으면
겨울의 포근함이 손에 한가득

봄여름가을겨울 그 어느 때라도
엄마의 손을 잡으면
엄마의 사랑이 손에 잡혀요.

*Dear Baby*

 # 엄마에게 드리는 꽃

왕이전(王宜振)

하나 둘 셋,
동산에 오르니
산꼭대기에 꽃들이 피었네요.

넷 다섯 여섯,
노래를 부르며
예쁜 꽃들을 한 움큼 꺾어요.

이슬이 맺힌 꽃잎은
빨주노초 색깔도 가지가지
아기야 솜씨도 좋구나.
화환을 만들어 친구들 주려고?

야옹이 것 아니에요.
멍멍이 것도 아니에요.
이것은 엄마의 생일선물!
엄마에게 드리니 엄마가 환하게 웃어요.

나를 꼭 안아 주며
환하게 웃는
엄마의 눈에서 눈물이 흐르네요.

우리 아기 솜씨도 좋아.
우리 아기 마음도 예뻐.
작은 꽃다발이
사랑의 마음을 전해줍니다.

*Dear Baby*

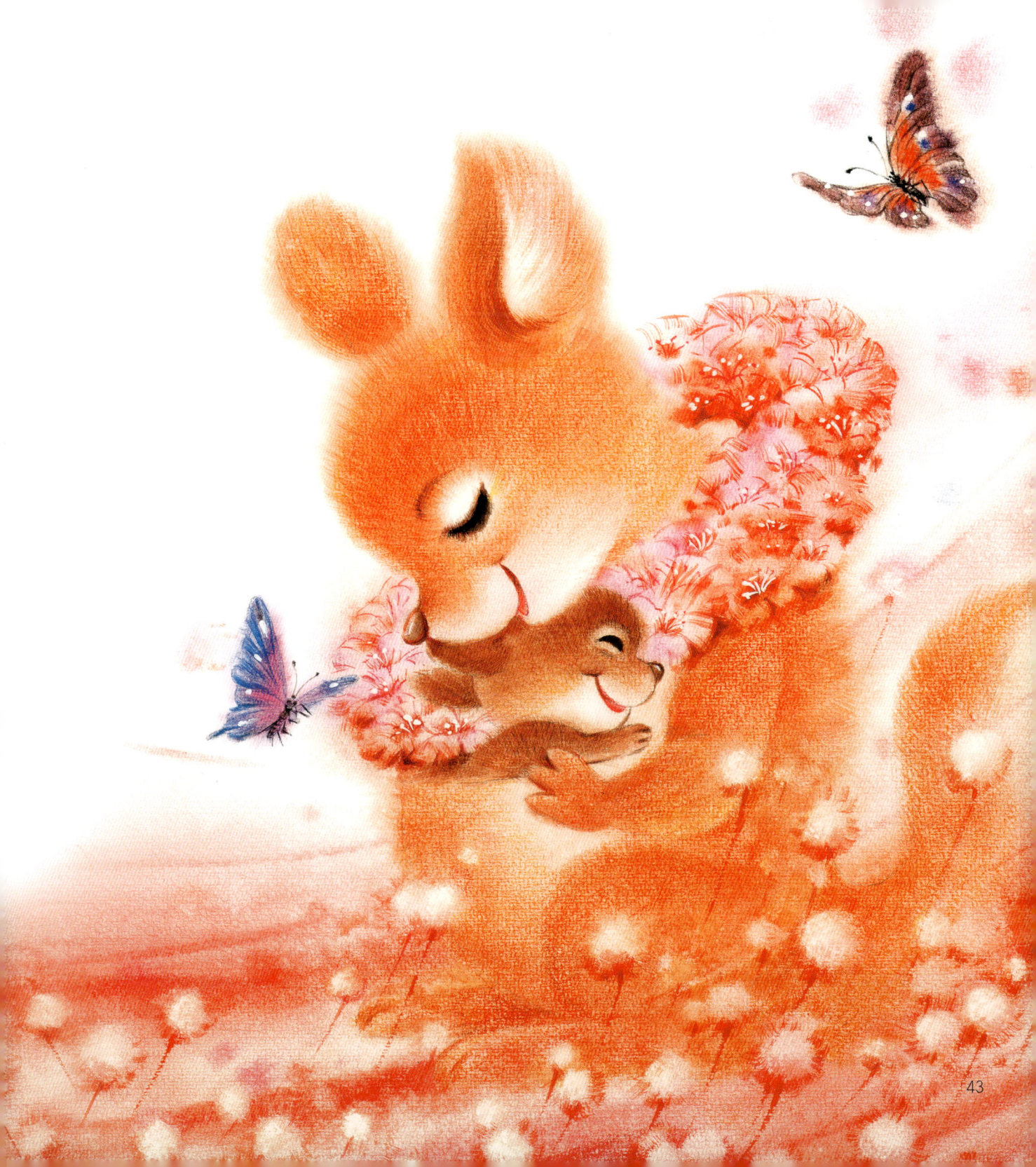

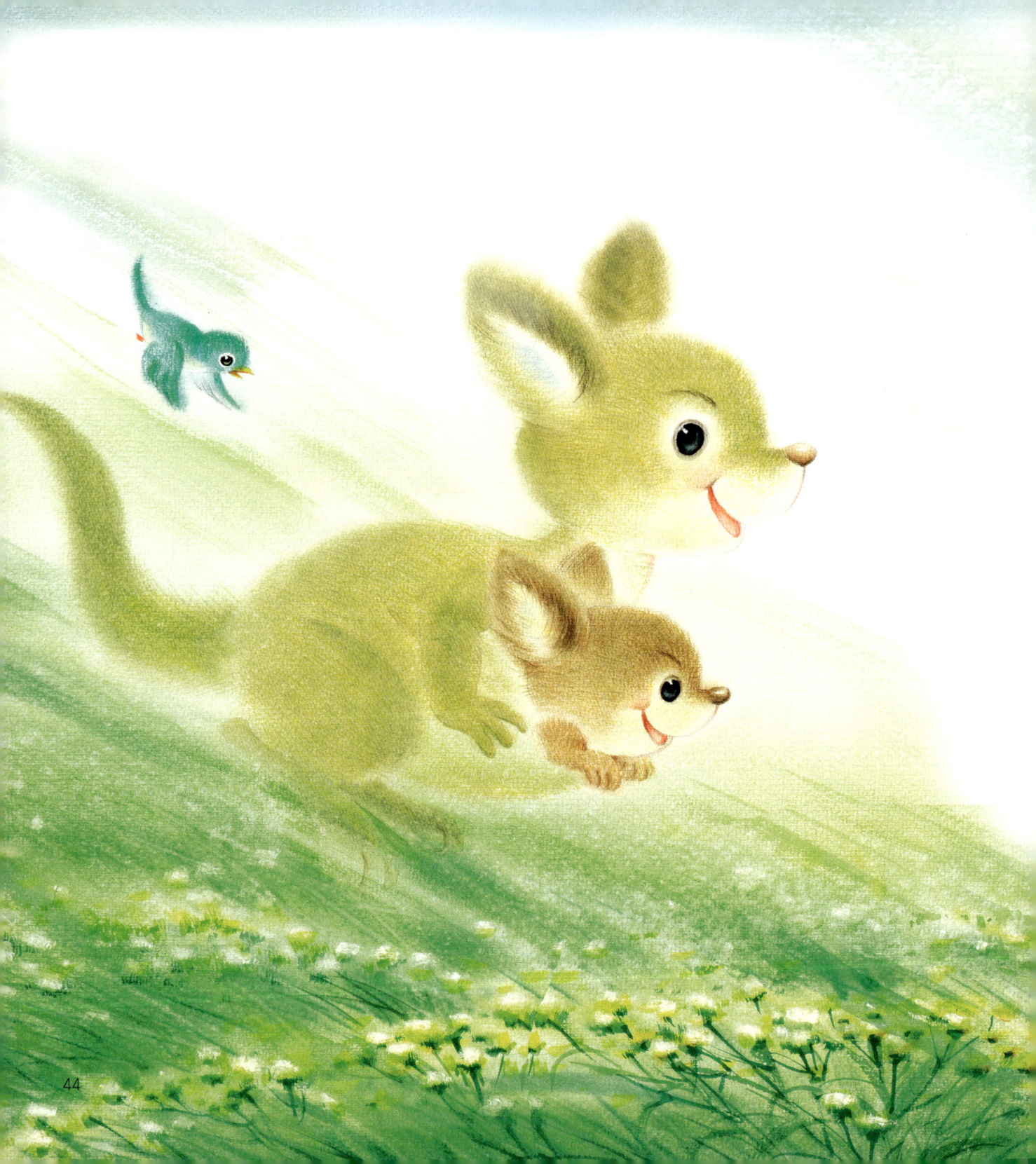

## 누가 누가 빠르나

진보(金波)

엄마는 땅 위에서 달리고
작은 새는 하늘에서 날아요.

작은 새와 우리가
앞서거니 뒤서거니

나를 안고 뛰는 우리 엄마
힘들다 힘들어.

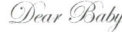

# 얼굴에 꽃이 피었어요

왕이전(王宜振)

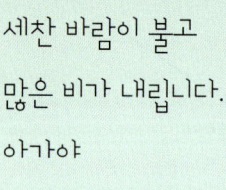

세찬 바람이 불고
많은 비가 내립니다.
아가야
걱정하지 마라.

엄마에게
좋은 수가 있단다.
꺾은 나무 잎사귀 손에 쥐고
높이 치켜들면 우산이 된단다.

바람이 잦아들고, 비가 그치고,
사랑의 마음이 한 폭의 그림 같네.
엄마가 웃고, 아기가 웃고,
얼굴에 꽃 한 송이 피었네요.

*Dear Baby*

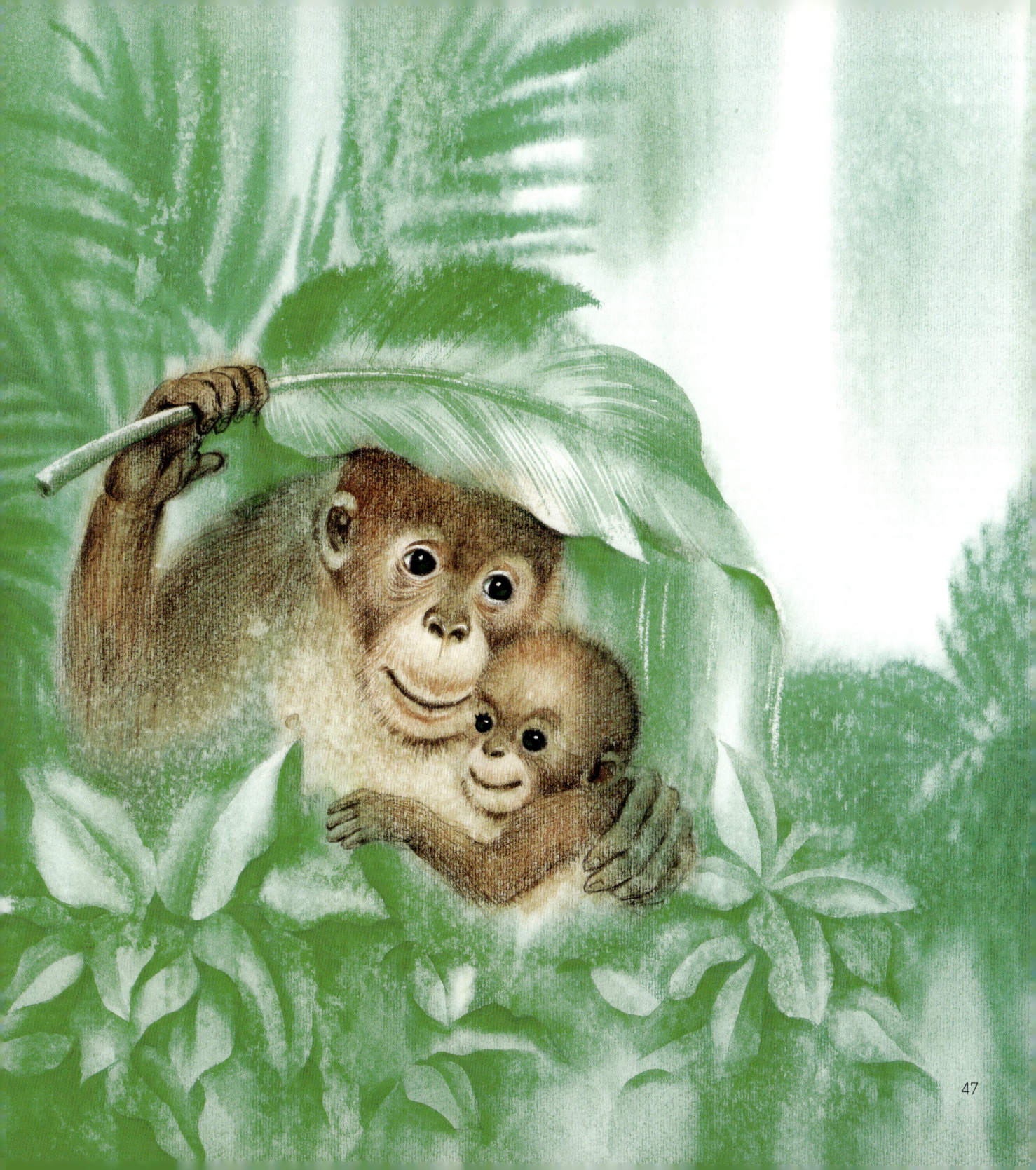

# 가을의 선물

쉬루(徐魯)

가을 숲속 나무 하나하나
초에 불을 붙인 것 같네요.
큰 나무는 큰 초
작은 나무는 작은 초
구름을 붉게 물들이고
계곡물에 붉게 비춥니다.
산이 성대한 무도회를 열어
바람을 초대하고
숲들을 초대하고
엄마를 초대하고
나 또한 초대하여 춤을 추라 하네요.

*Dear Baby*

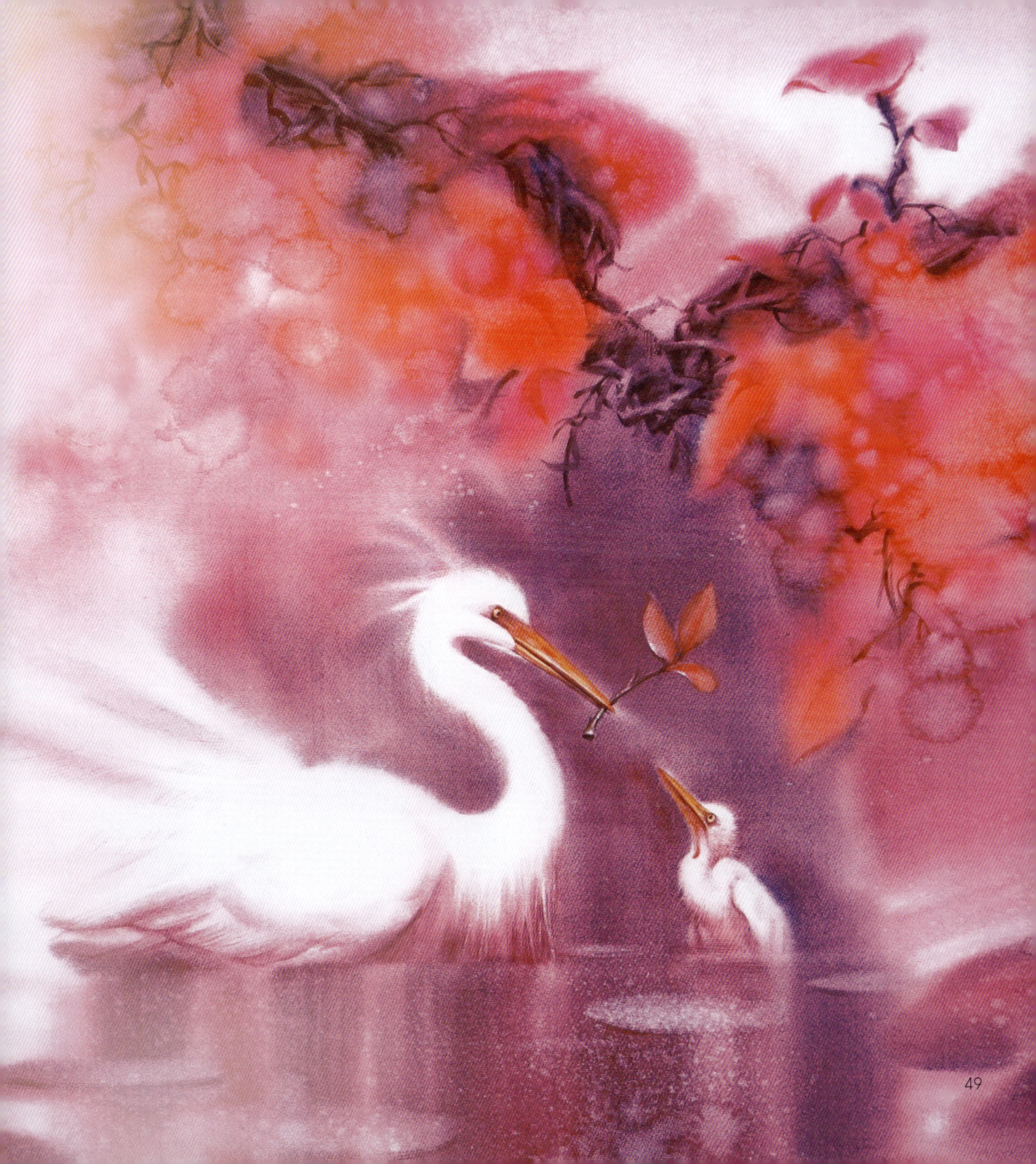

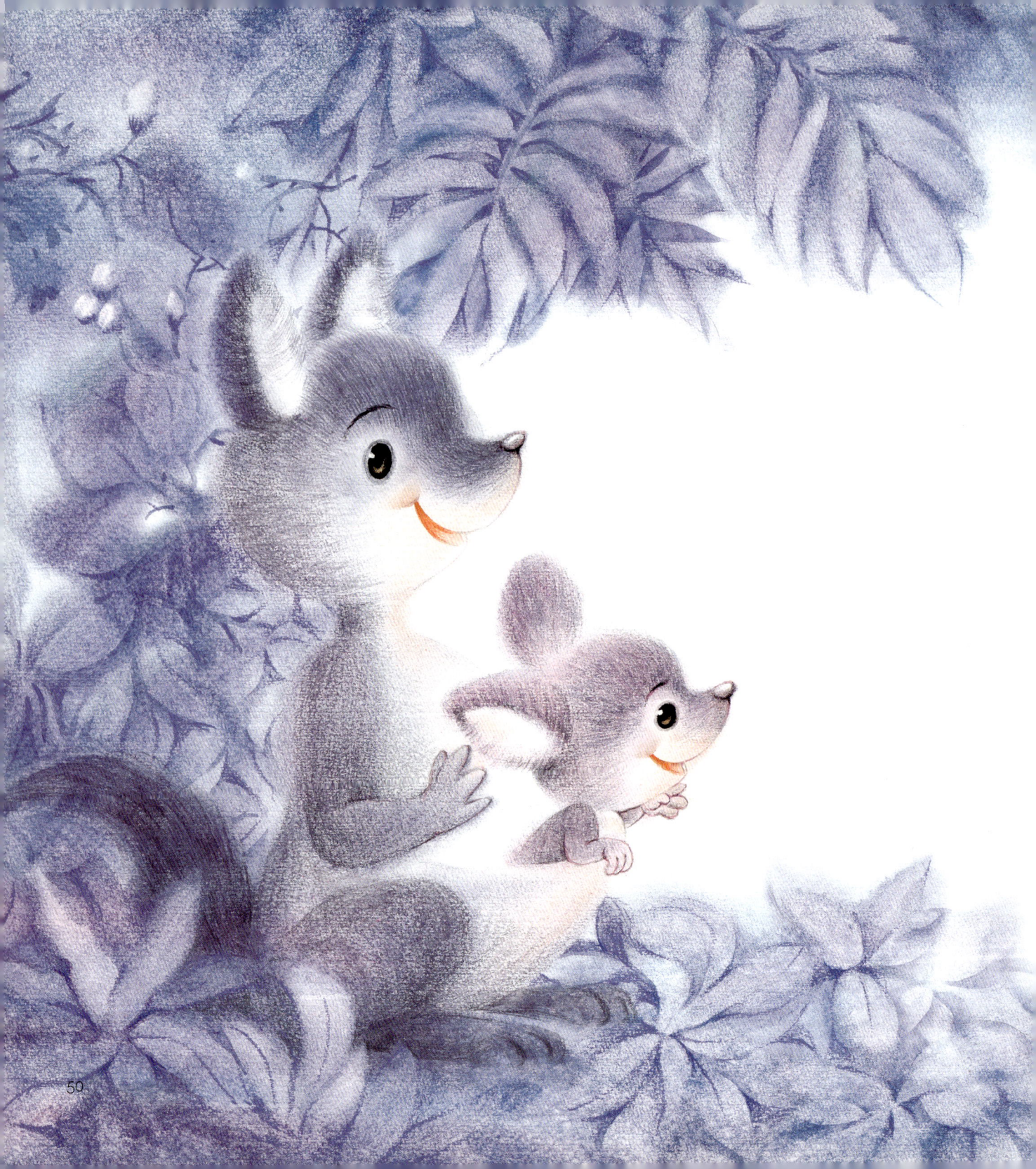

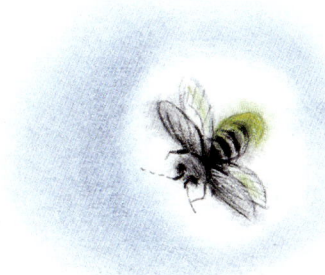

## 작은 별

산잉치(单瑛琪)

작은 별 하나가

동에 번쩍

서에 번쩍

가까이 날아와서 보니

한 마리 벌레

초롱불을 들고 있네요.

*Dear Baby*

# 엄마의 향기

왕리춘(王立春)

어떤 향기야?

과일 향기?

과일은 엄마의 향기가 없어요.

어떤 맛이야?

달콤한 벌꿀 맛?

꿀은 엄마처럼 달지 않아요.

어떤 모습이야?

아름다운 꽃?

꽃은 엄마처럼 예쁘지 않아요.

뽀뽀하고 안아주는

엄마의 향기가 제일 좋아요.

*Dear Baby*

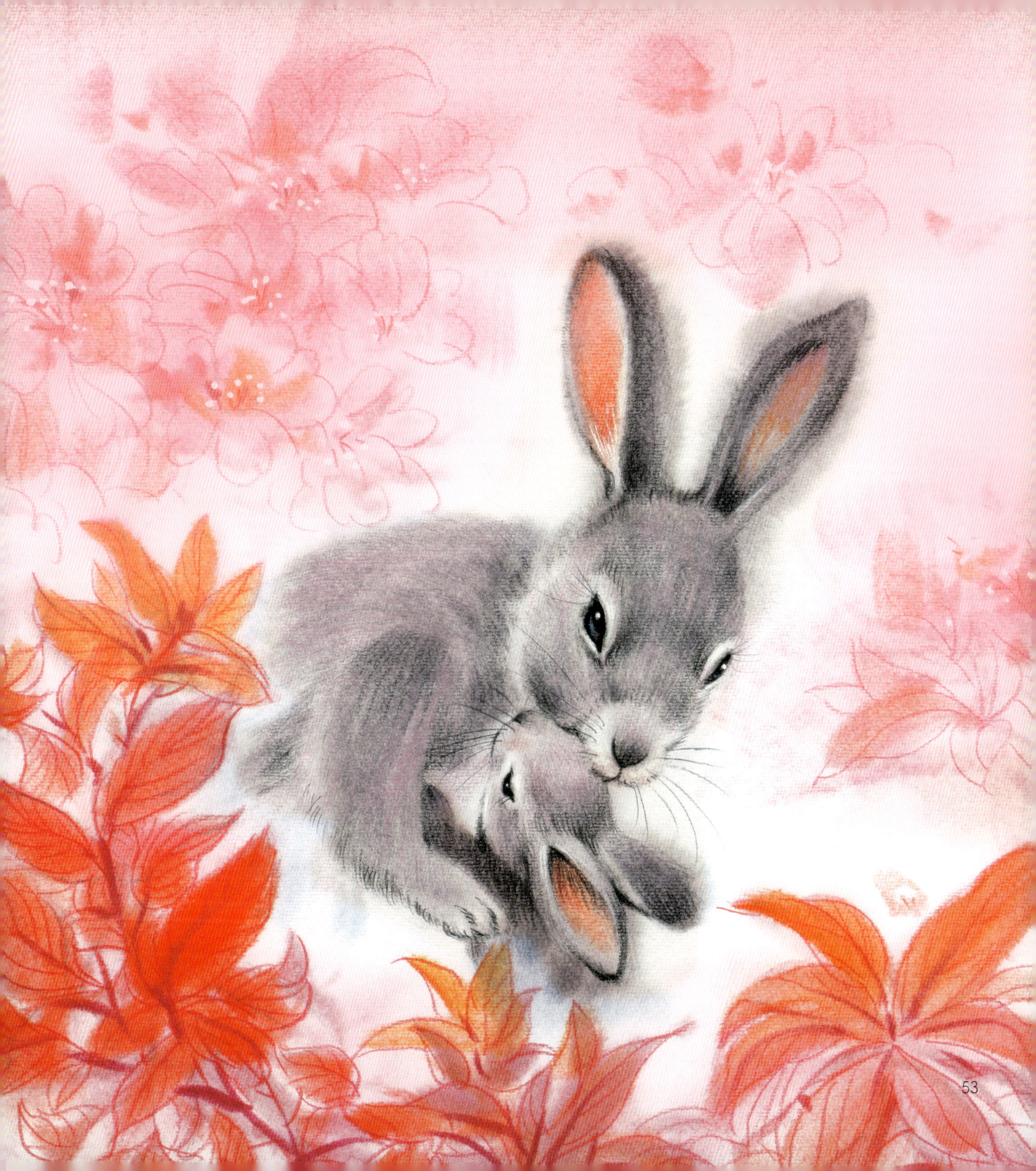

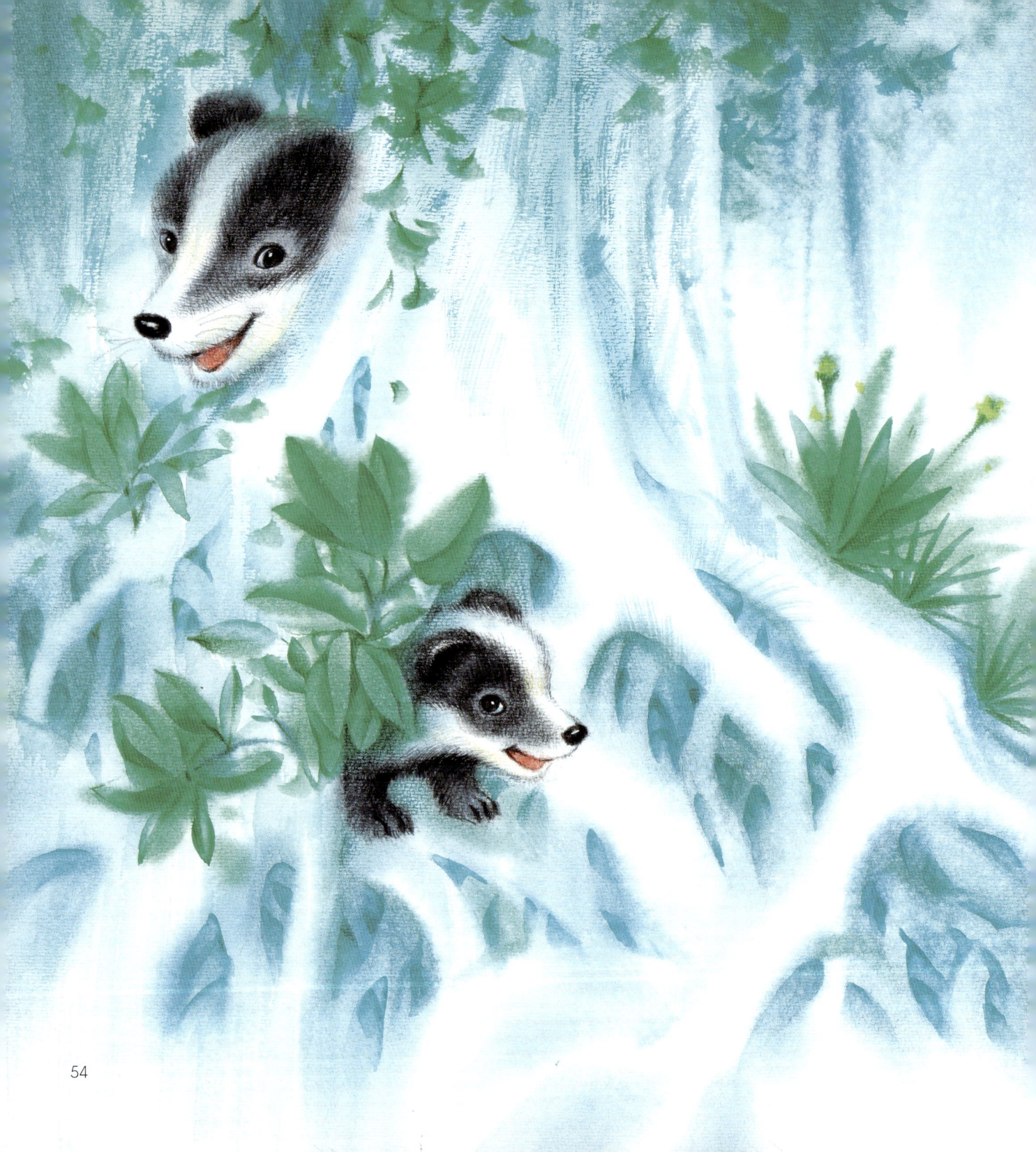

 ## 나 어디에 있게요?

런룽룽(任溶溶)

엄마와의 숨바꼭질

이쪽에 숨었다가 저쪽에 숨고

조그만 틈 속에도 나는 숨을 수 있지요.

엄마는 나를 못 찾고 있지만

지금은 숨어 있어 말을 할 수 없어요.

나 어디에 있게요?

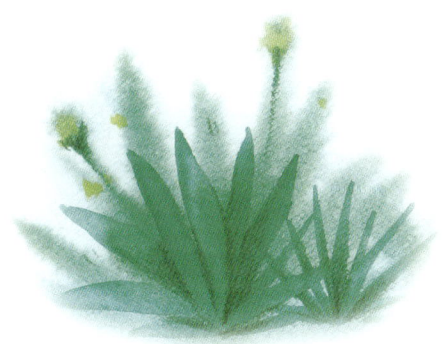

*Dear Baby*

# 조금만 더 놀아요

### 진보(金波)

엄마 코는 길기도 하네.

길고 긴 코는 힘도 좋아

할아버지 도와 나무도 번쩍

할머니 도와 이삿짐도 번쩍

오늘은 그 코로 나를 안고 집으로 가네요.

아냐 아냐, 조금만 더 놀게 해줘요.

사랑하는 엄마,

조금만 더 놀고 가요.

*Dear Baby*

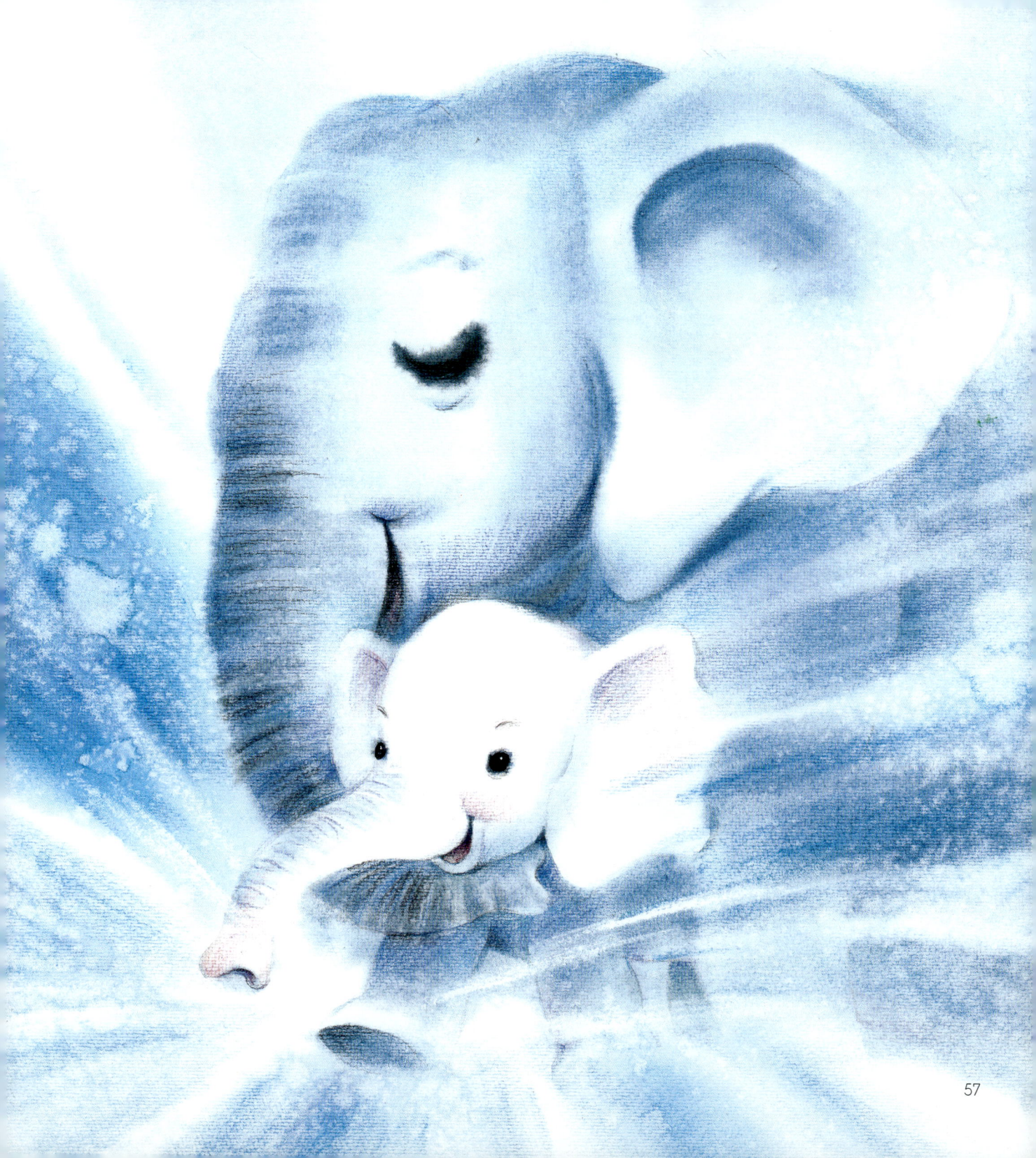

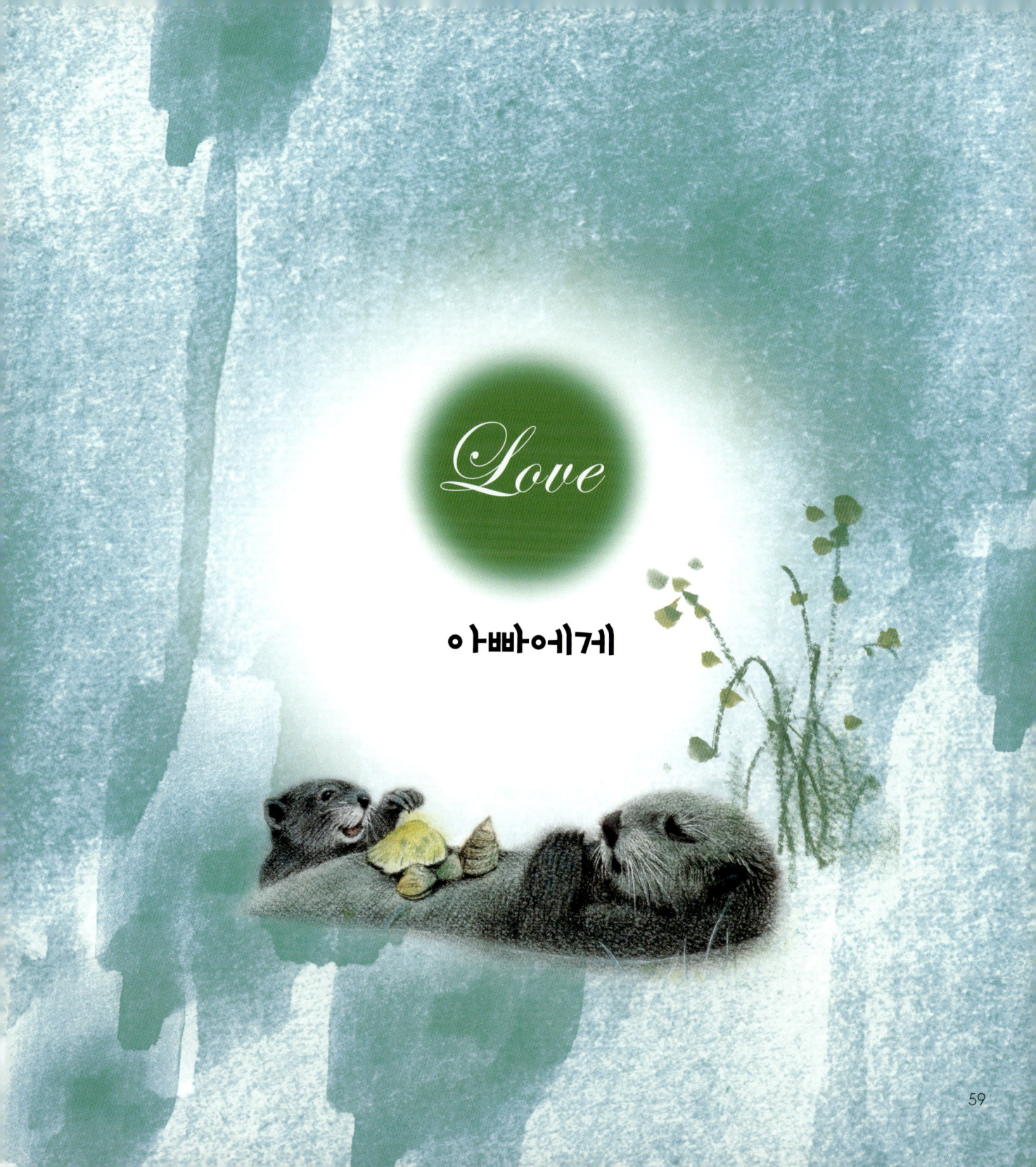

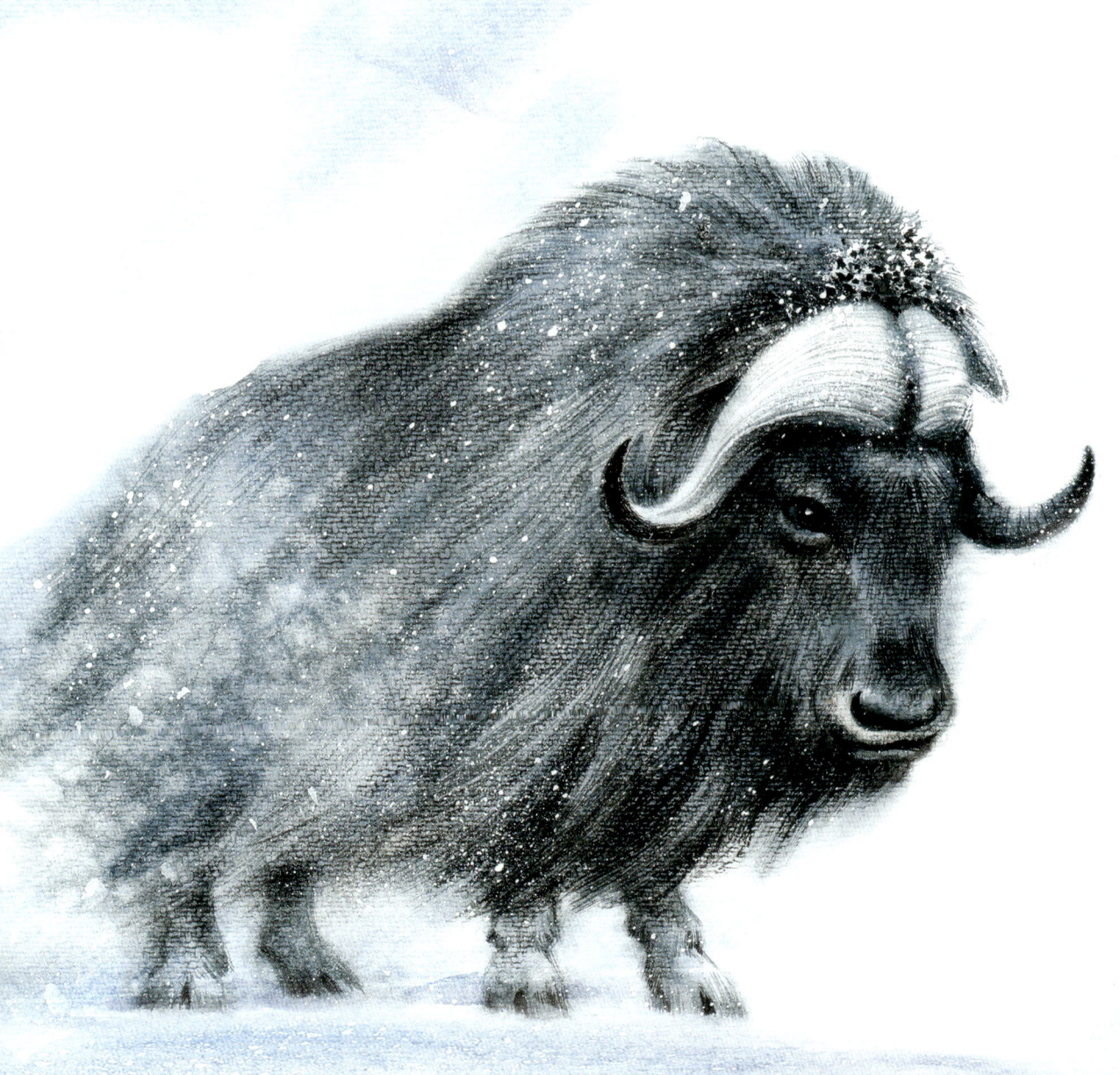

## 나를 믿고 더 강하게

### 진보(金波)

바람은 매섭게 몰아치고

눈은 땅 위로 어지럽게 날려요.

나는 그래도 앞으로 나아가요.

나는 아무것도 두렵지 않아요.

정신을 차리자!

스스로를 믿고, 그렇게 더 강하게!

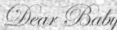

# 아빠의 뒷모습

### 거빙(葛冰)

아빠의 뒷모습,

등은 휘고,

허리는 굽으셨네.

세월은 무정도 해서,

터덜터덜 노쇠한 아빠의 걸음걸이.

나는 잊을 수 없어요.

아장아장 걷던 나를 지켜보던,

건장하고 젊었던 아빠의 모습.

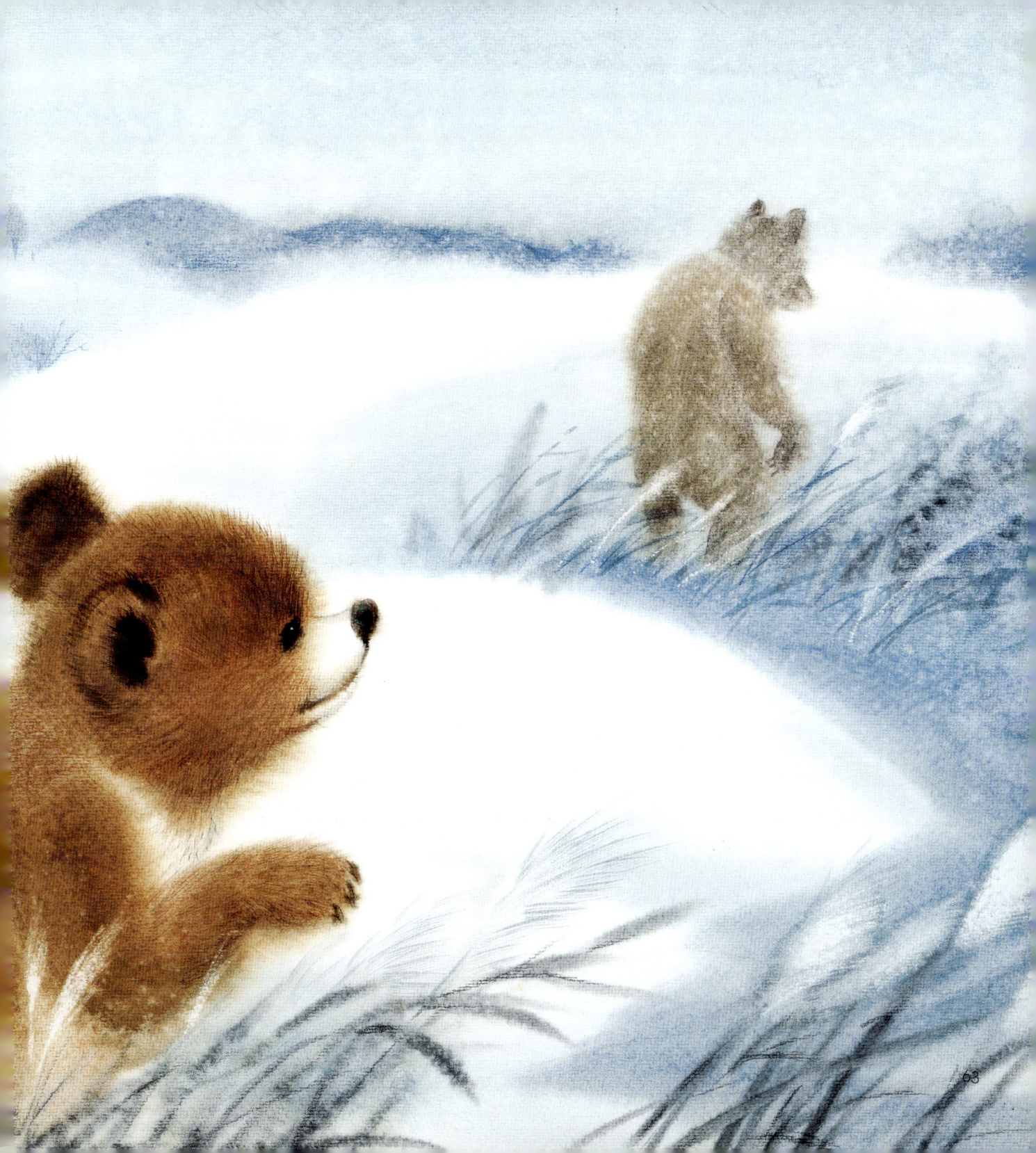

## 두 마리 호랑이

장샤오난(张晓楠)

아빠 호랑이, 생각하기를
산중에 내가 없다면
무슨 일이 생길까?
설마 원숭이 녀석
왕을 자처하려나?

아기 호랑이, 생각하기를
산중에 아빠가 없어도
걱정 마세요.
새끼 호랑이인 내가 있어
원숭이 얼씬 못해요.

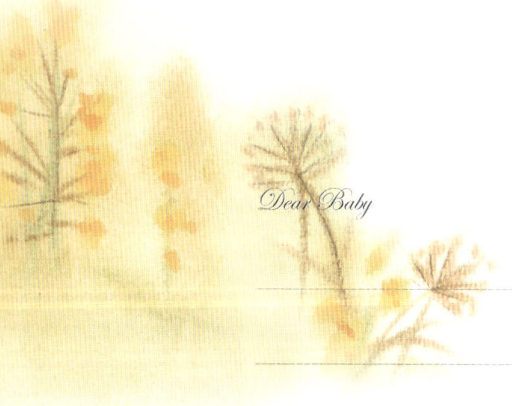

*Dear Baby*

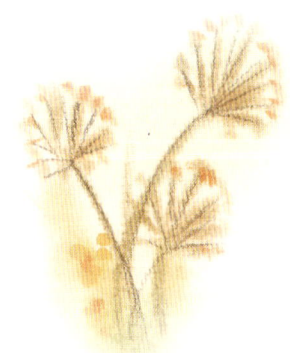

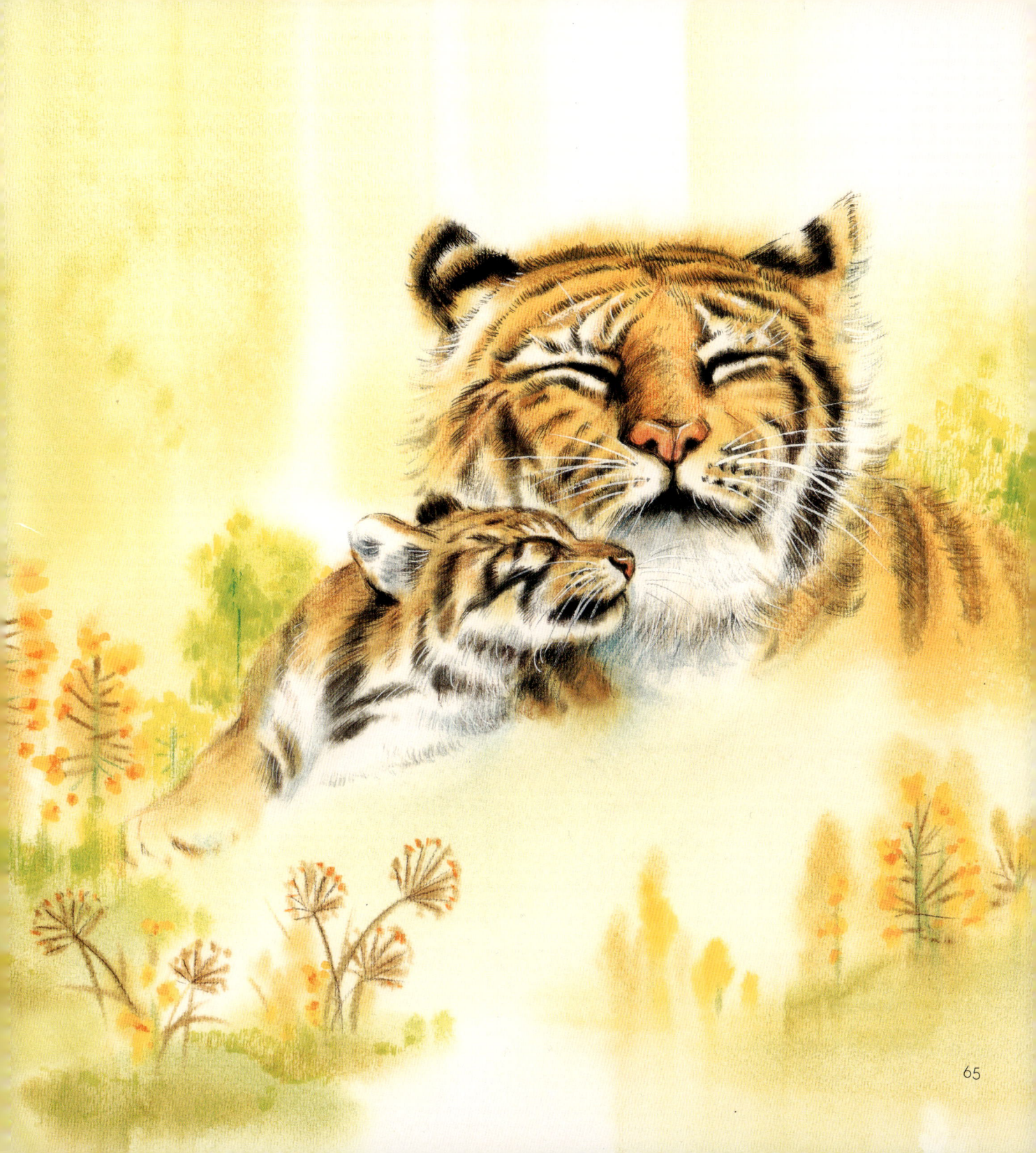

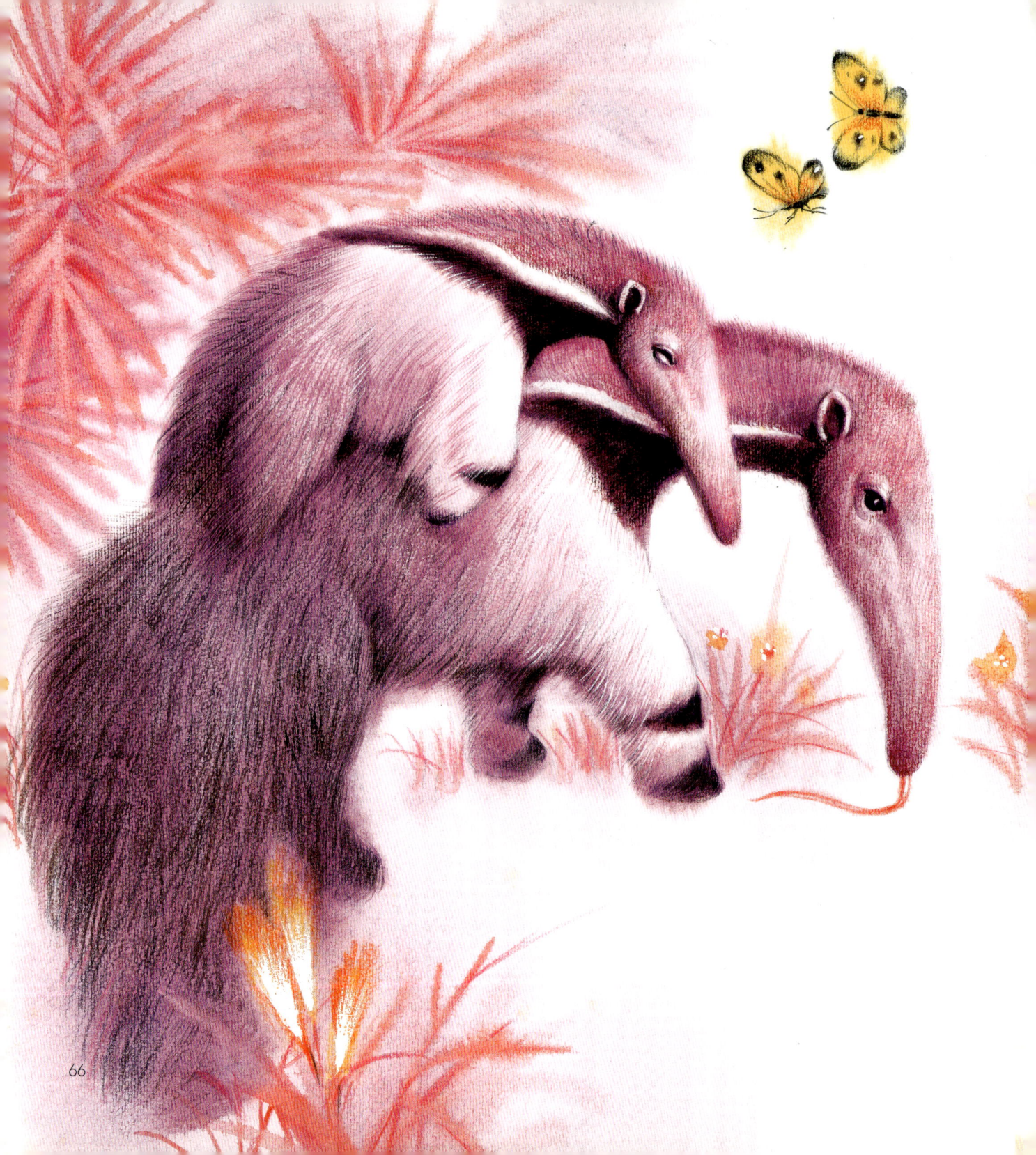

# 아빠의 등

### 바이빙(白冰)

아빠의 등은 흔들침대

이리 흔들 저리 흔들 재미있어요.

아빠의 등은 미끄럼틀

올라가고 내려오고 포근하고 따듯해요.

아빠의 등은 큰 산

나는 그 산 위의 작은 봉우리.

아빠의 등은 커다란 배

나는 그 배의 작은 돛.

*Dear Baby*

―――――――――――――――――――

―――――――――――――――――――

## 아빠와 귓속말

쉐웨이민(薛卫民)

아빠, 아빠! 아빠는 대단해.
아빠가 말하면
나는 귀를 기울여요.

아빠, 아빠! 아빠는 대단해.
아빠가 말하면
엄마도 귀를 기울여요.

아빠, 아빠! 저예요.
제 말 좀 들어봐요.
아빠도 듣고 있나요?

*Dear Baby*

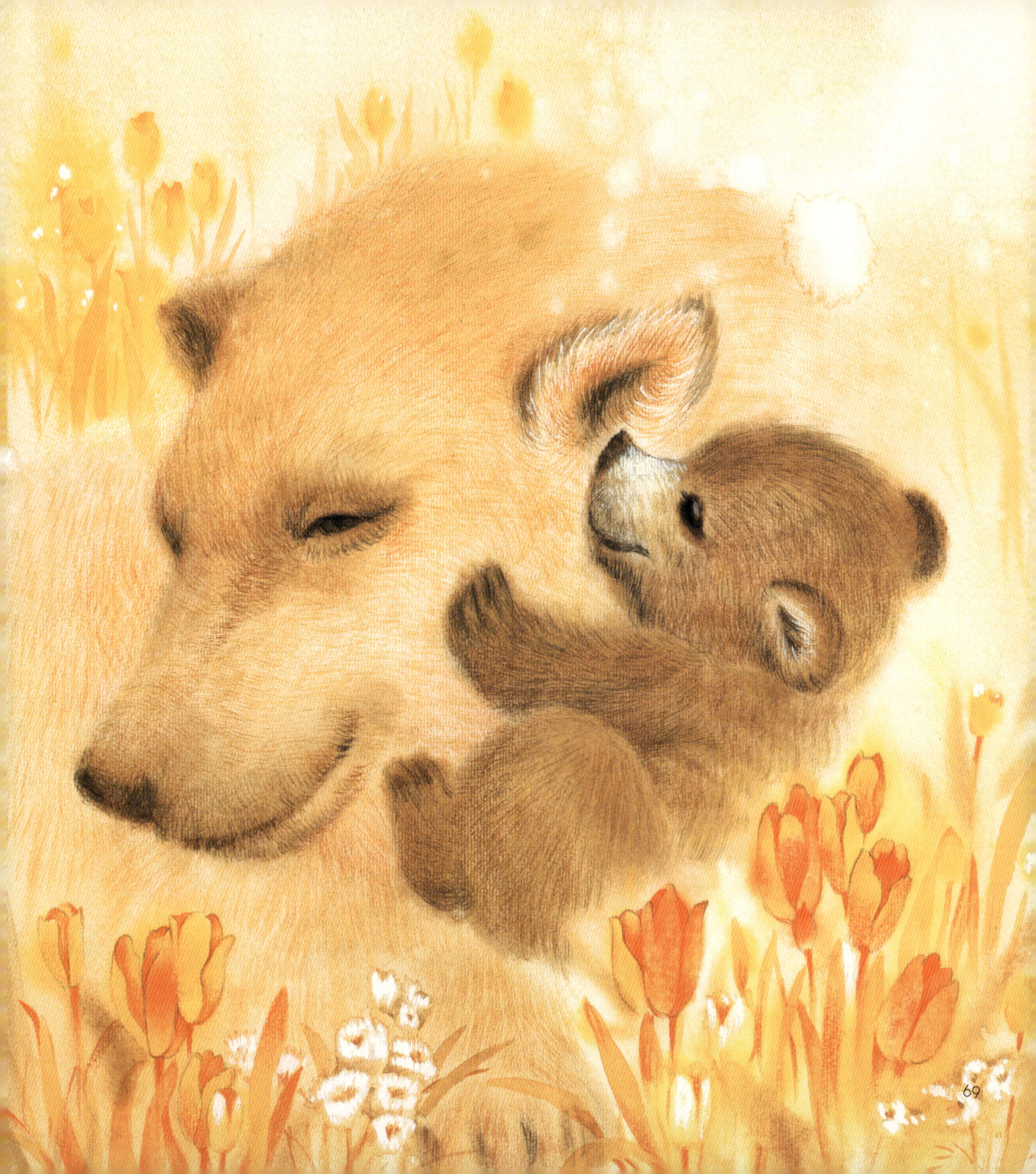

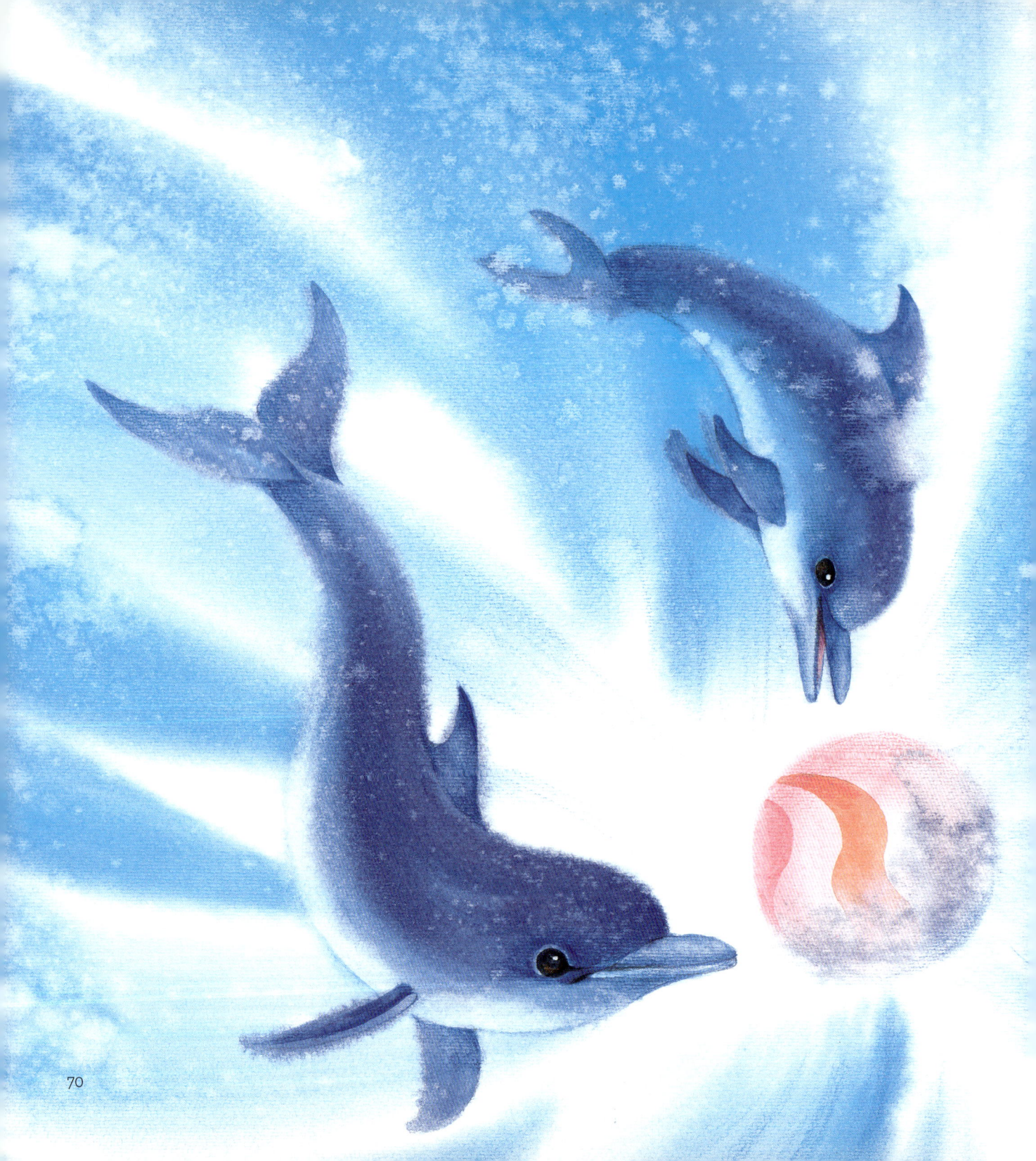

 # 구두점 놀이

장샤오난(张晓楠)

아빠와 함께 하는 시간은
너무 즐거워.
오늘은 함께 구두점 놀이.

공은 그대로 마침표.
거기에 아빠가 물구나무를 서면
느낌표!
정말 쉽죠?

그럼 나는
그 공을 밑에서 받아
세미콜론을 만들어요.
이렇게 ;

아빠와 내가 마주 보는 수많은 시간들
우리는 하나의 괄호가 되네요. ( )
한쪽은 크고,
한쪽은 작은.

*Dear Baby*

_____

_____

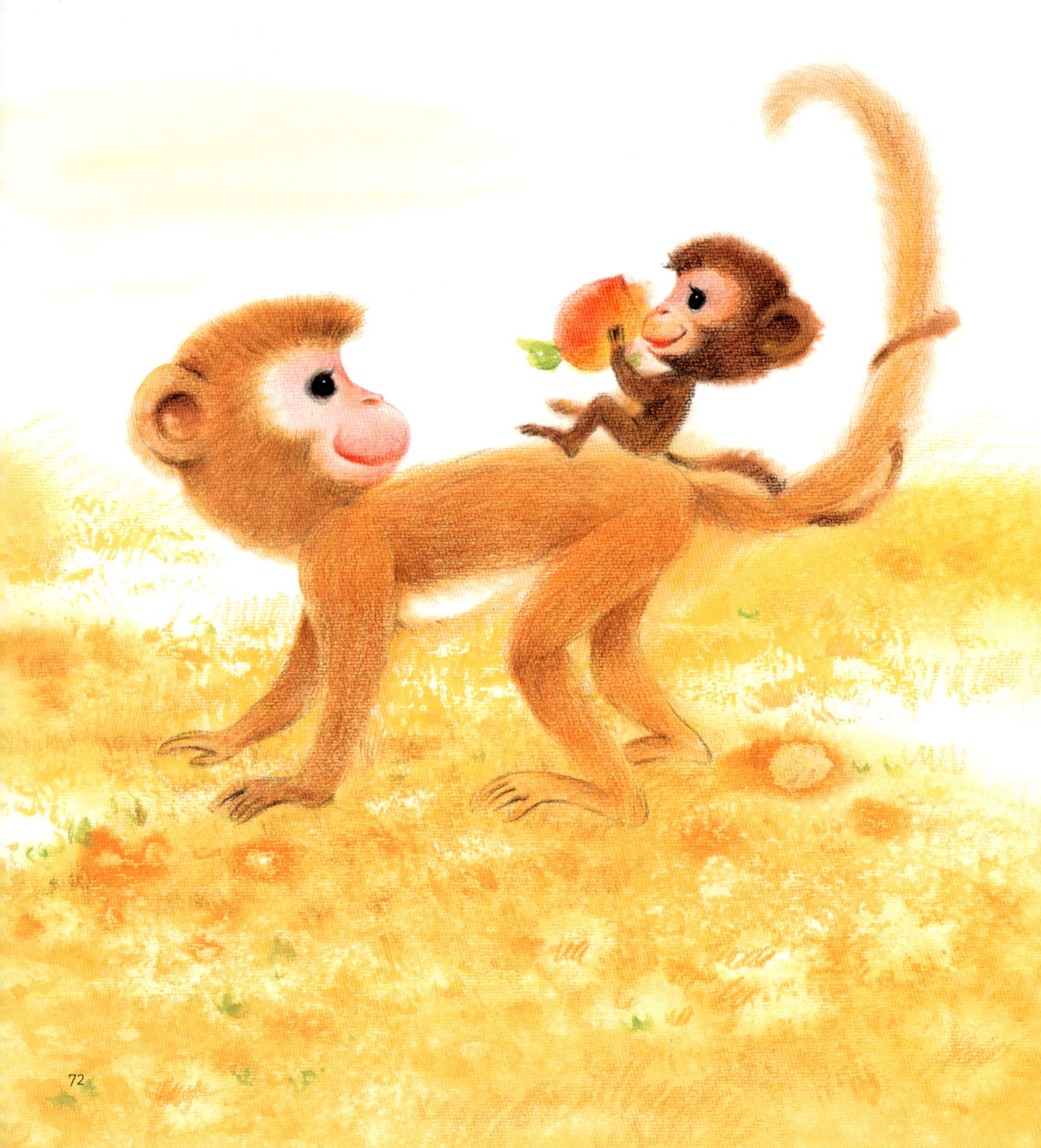

 **사랑의 동화**

장샤오난(张晓楠)

잘 앉았니? 아가야
꼬리를 꼭 잡으렴.
이제 달려갈 거야.

너를 데리고 나무를 타고,
가파른 바위도 오르고,
맛있는 복숭아도 찾으러 가자꾸나.
폭포 동굴 속 숨겨진
비밀 장소도 찾아보자.

어린 시절
아빠도 너처럼
할아버지 등 위에서
세상을 구경했단다.

*Dear Baby*

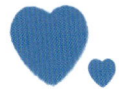 # 우리는 언제나 함께

### 류빙준(刘丙钧)

우리는 함께해요.

우리는 함께해요.

아무리 먼 길도 함께하면 그리 멀지 않아요.

아무리 매서운 비바람도 함께하면 무섭지 않아요.

우리는 함께해요.

우리는 함께해요.

너는 나의 마음속에,

나는 너의 마음속에.

*Dear Baby*

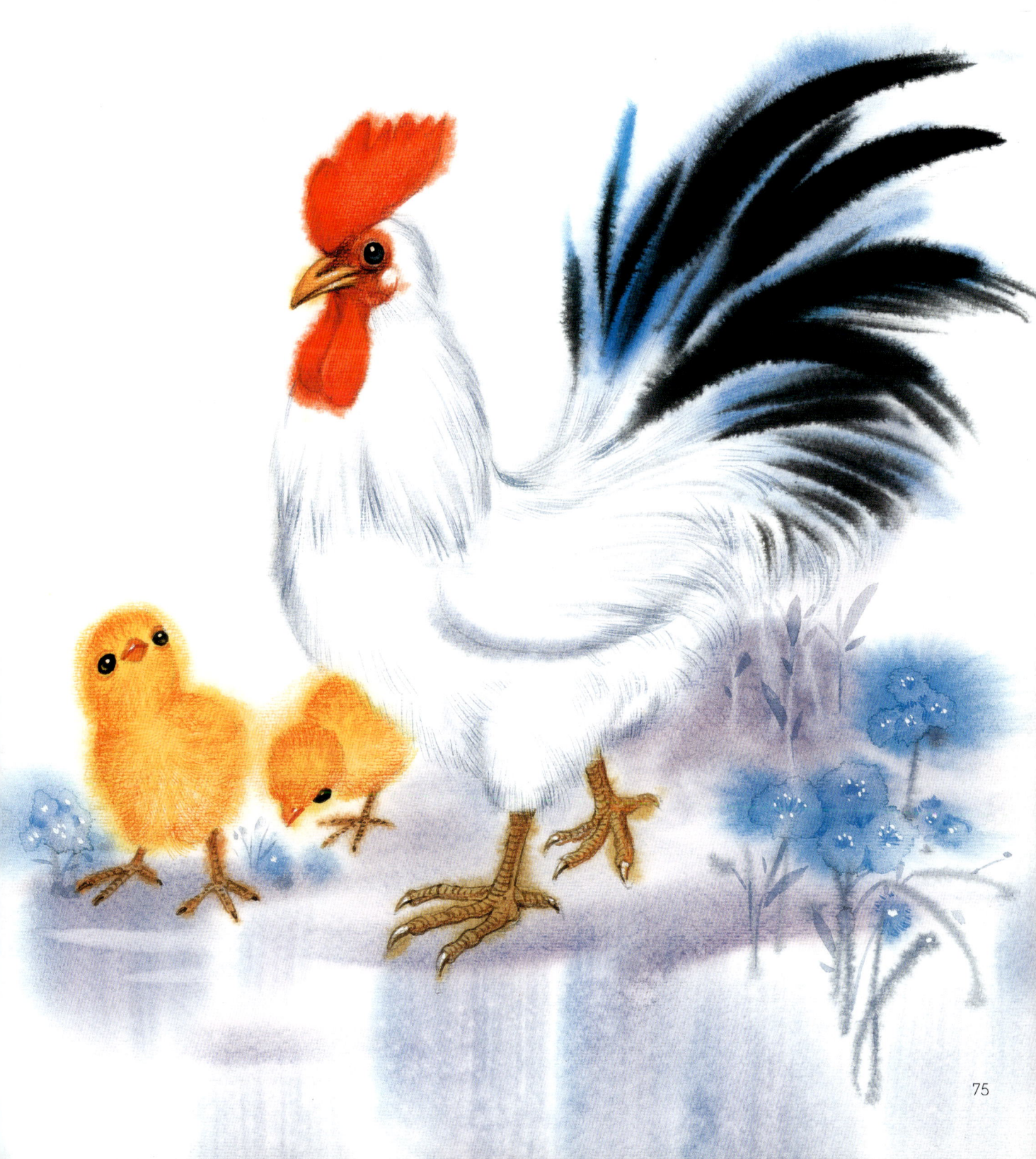

# 아빠의 따뜻한 고생

안우린(安武林)

차가운 얼음 바닥

너무 추워 발이 꽁꽁.

아빠가 말하길

무서워 말아라, 아빠의 발은 작은 소파란다.

너무 추워 몸이 덜덜.

아빠가 말하길

무서워 말아라, 아빠의 몸은 솜이불이란다.

아기 펭귄 아빠 발 사이로 들어가 아빠 옷에 숨어요.

하루, 이틀, 육십일……

아기 펭귄 눈물을 글썽이며,

아빠 힘들죠? 많이 힘들죠?

어서 커서, 나도 아빠를 품어 드릴게요.

*Dear Baby*

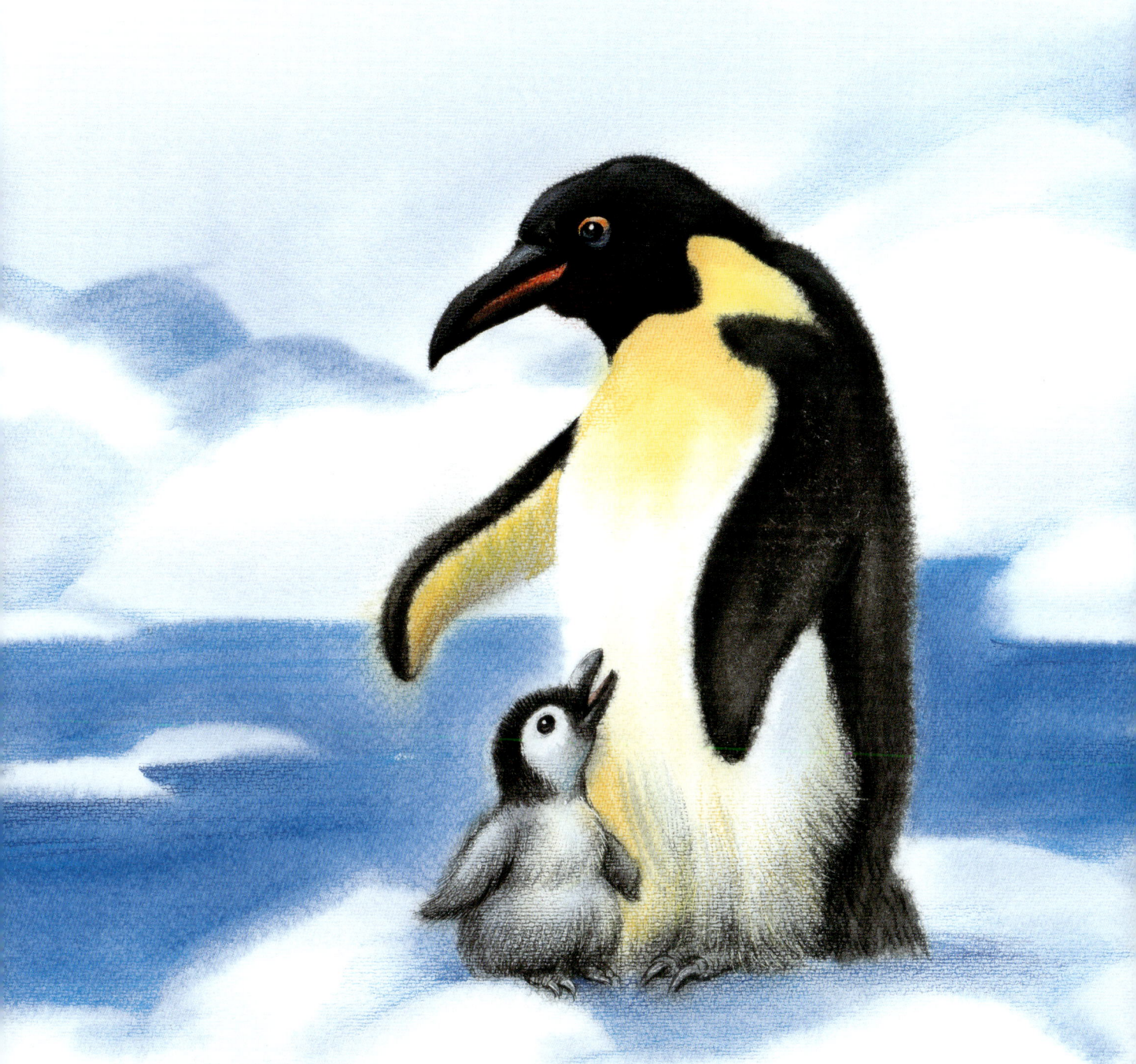

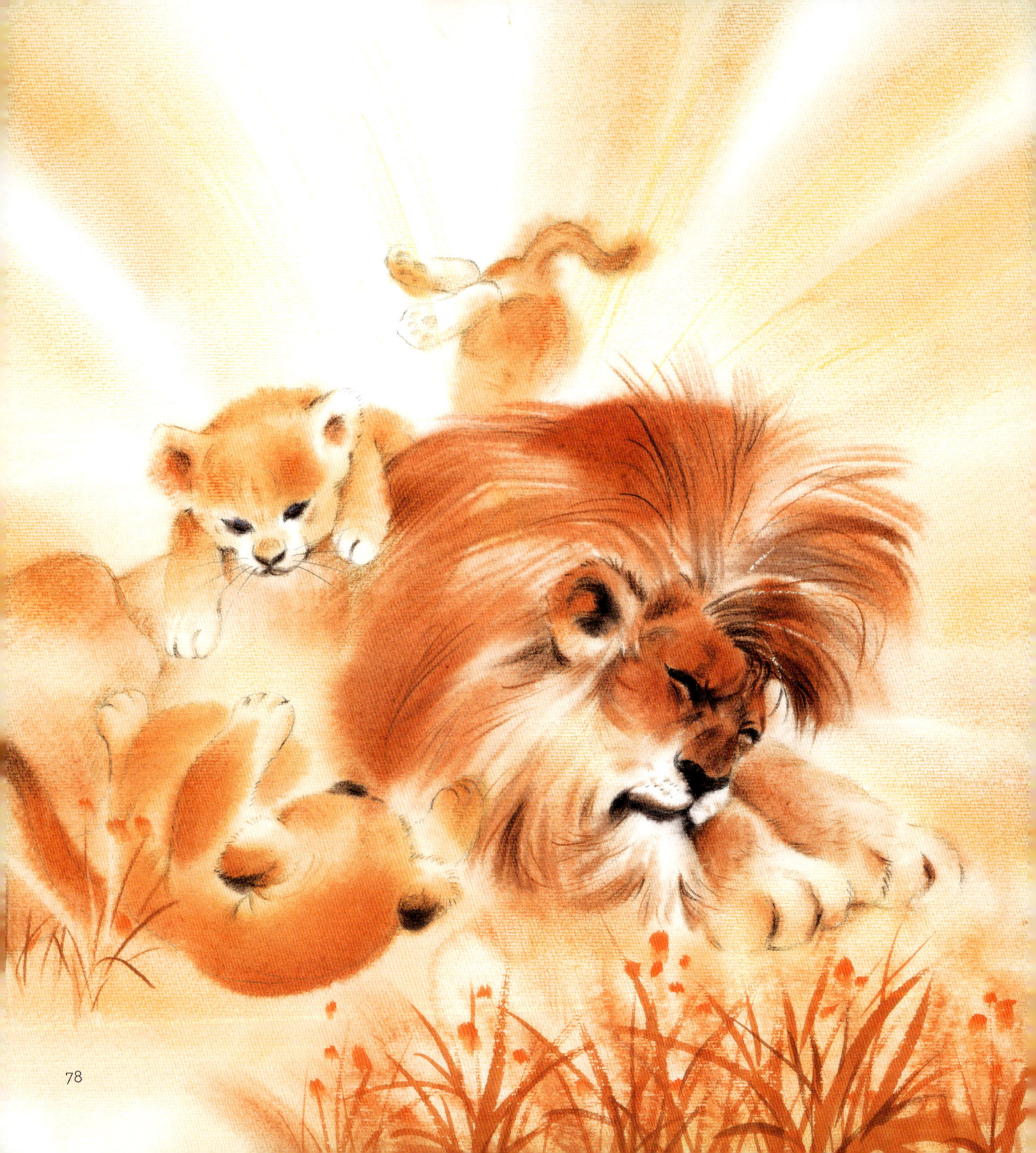

## 아빠의 낮잠

안우림(安武林)

그르렁 그르렁

아빠가 낮잠을 자요.

그르렁 소리에

땅이 움찔 산이 흔들.

산바람 소리도

아빠와 같은 울림이 없죠.

솔밭의 포효도

아빠의 코 고는 소리처럼 사납지 않죠.

아빠가 낮잠 자는 시간

늠름한 그 소리에 악당들 모두 떨죠.

아빠가 낮잠 자는 시간

아빠의 몸, 따사롭고 부드러운 모래사장.

나는 여기 눕는 것이 정말 좋아요.

*Dear Baby*

# 아빠 썰매

안우린(安武林)

바퀴가 없어도 잘만 달리죠.
날이 없어도 씽씽!

하얀 눈이 내리면 동화가 생각나요.
백설공주가 사는 성으로 가요.
바퀴 없는 썰매도 신나서 노래를 불러요.

달그랑 달그랑
종이 울려요.
나의 썰매는 신비한 썰매.
나를 싣고서 들판을 달려 나가요.

사랑은 신기한 물건이네요.
날개가 없어도 날아오르고,
바퀴가 없어도 달리고,
햇볕이 없어도 춥지 않으니까요.

썰매가 씽씽!
나를 업고서 어린 시절을 지나가네요.
아빠의 등과
아빠의 어깨는
그렇게 나를 어디든 데려다주니요.

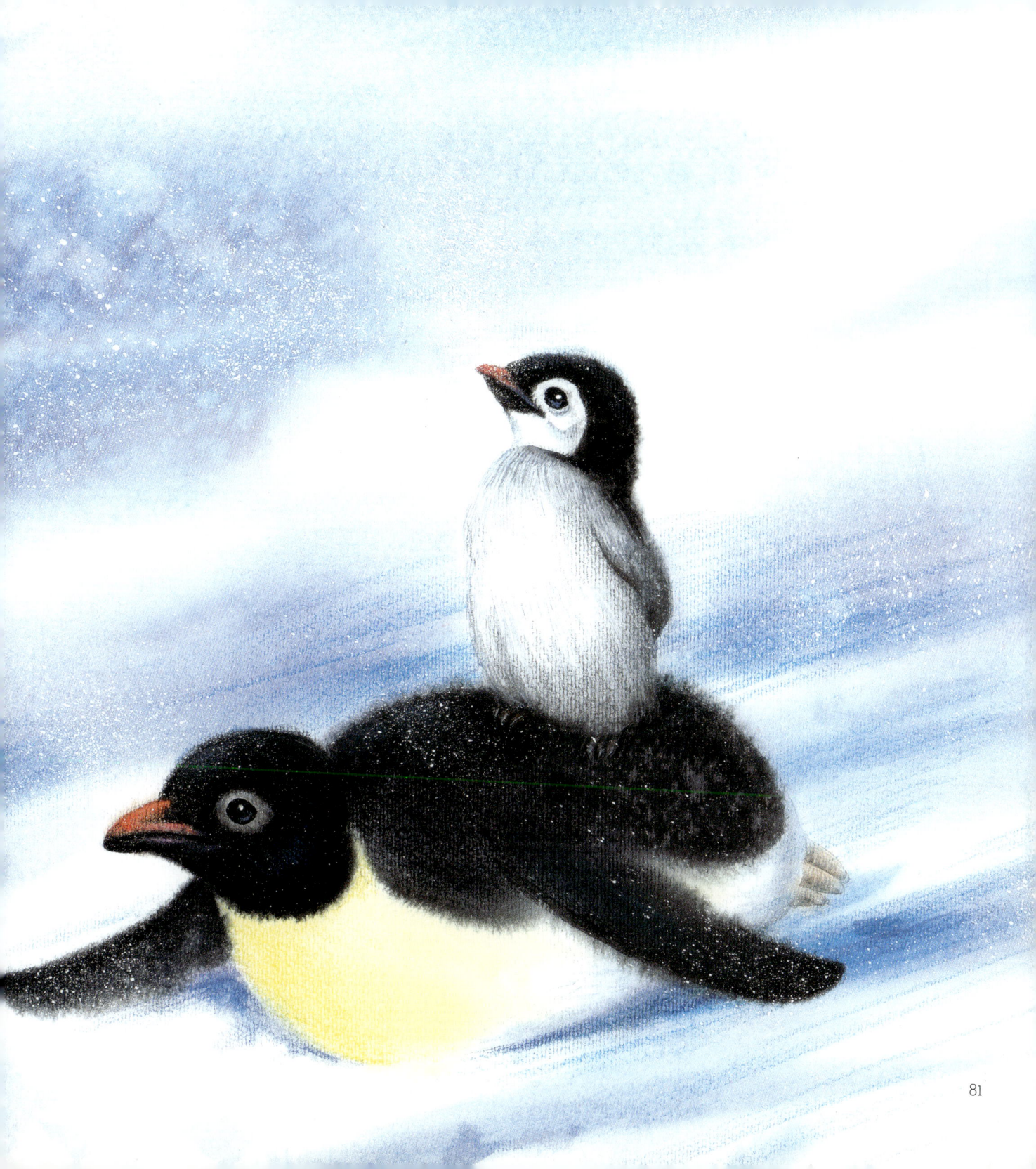

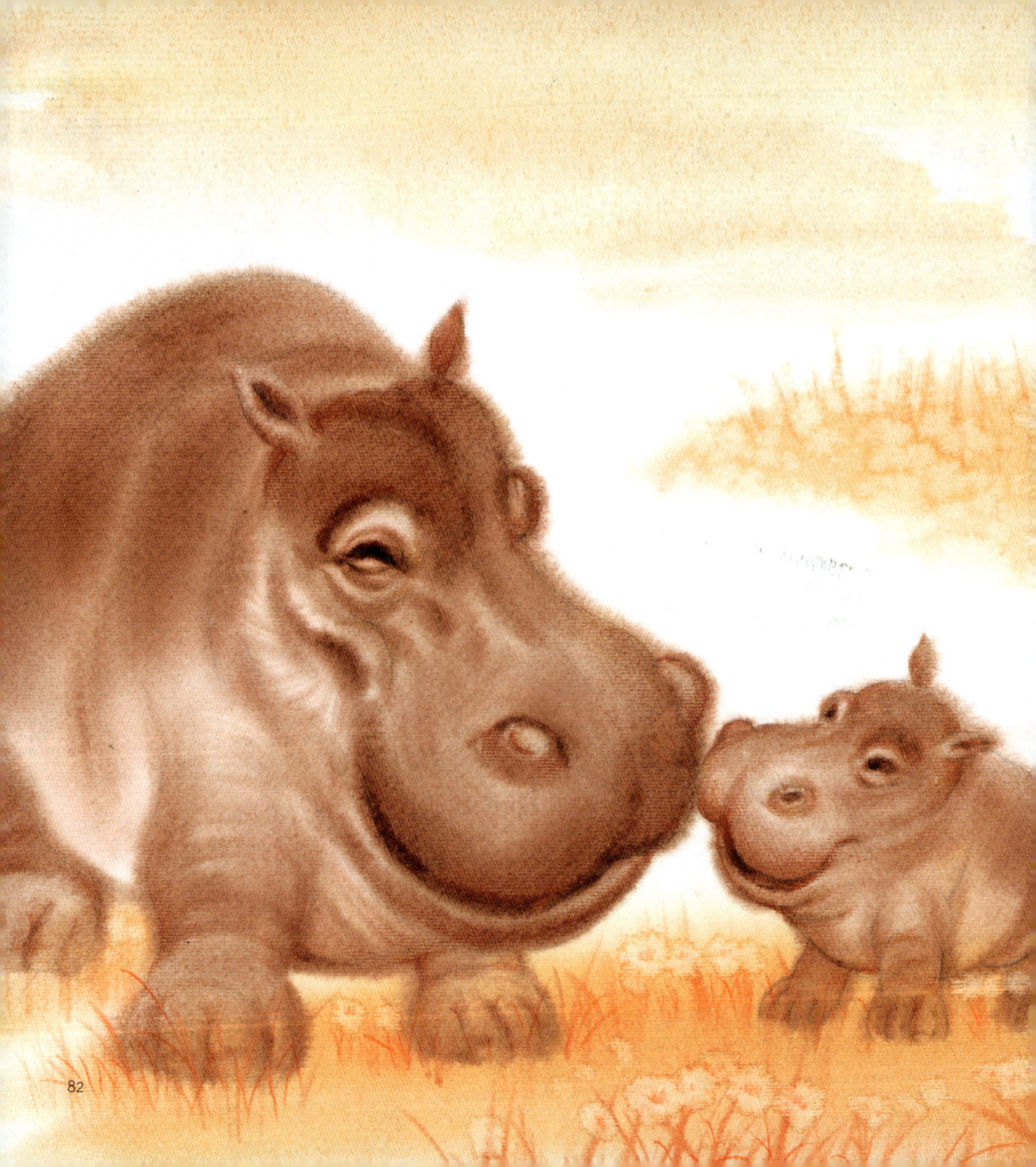

# 아빠의 미소

바이빙(白冰)

아빠의 얼굴엔 웃음이 한가득
누구를 만나도 방긋 웃지요.
펭귄을 만나서 방긋 웃으면
펭귄도 반가워 몸을 흔들고,
작은 새를 만나서 방긋 웃으면
새들도 즐거워 재잘거려요.
나도 아빠처럼
언제나 웃을래요.
방긋방긋, 방긋방긋.
아빠의 웃음은 보물,
아기의 웃음도 보물.

*Dear Baby*

_____

_____

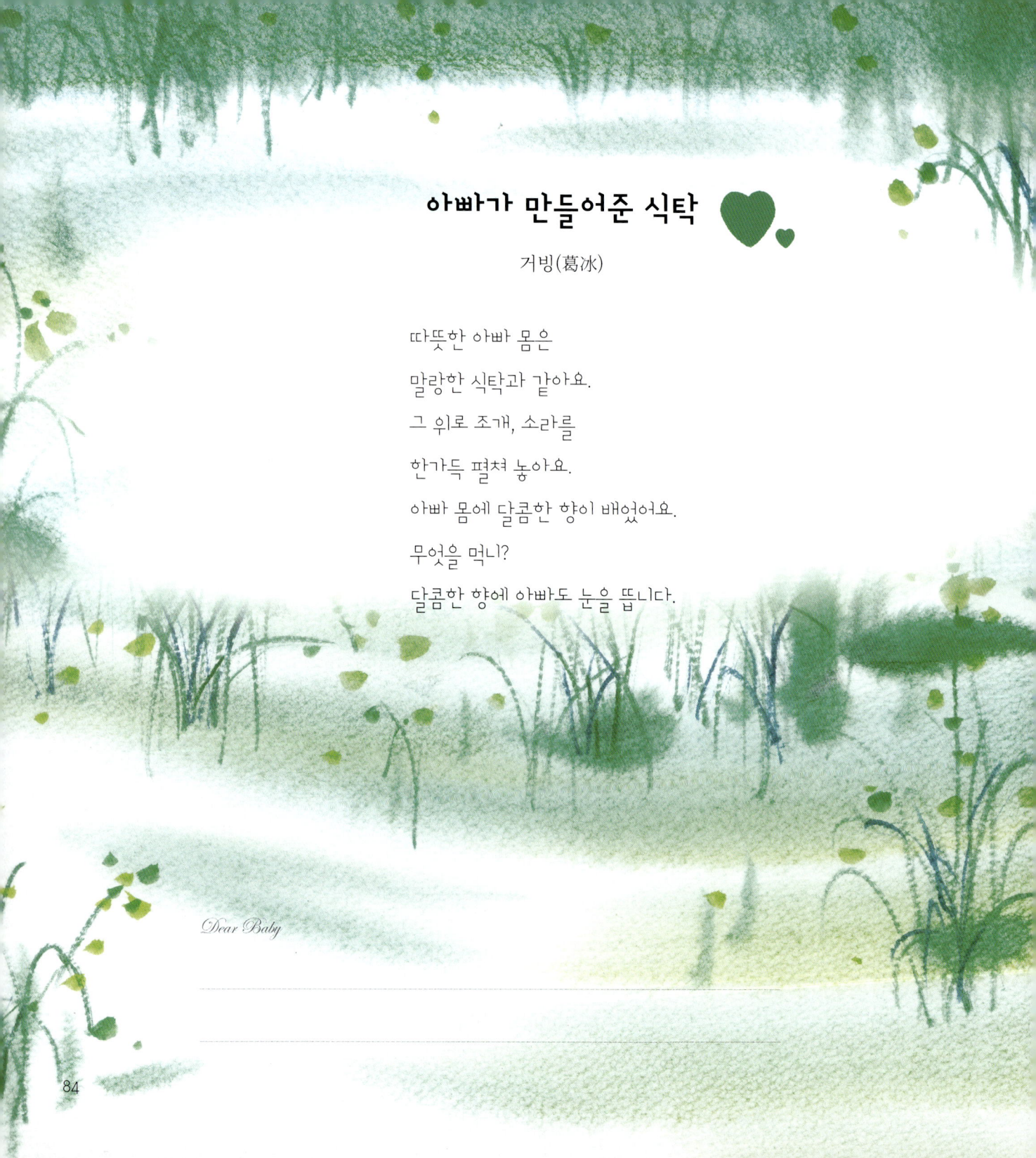

# 아빠가 만들어준 식탁

거빙(葛冰)

따뜻한 아빠 몸은

말랑한 식탁과 같아요.

그 위로 조개, 소라를

한가득 펼쳐 놓아요.

아빠 몸에 달콤한 향이 배었어요.

무엇을 먹니?

달콤한 향에 아빠도 눈을 뜹니다.

Dear Baby

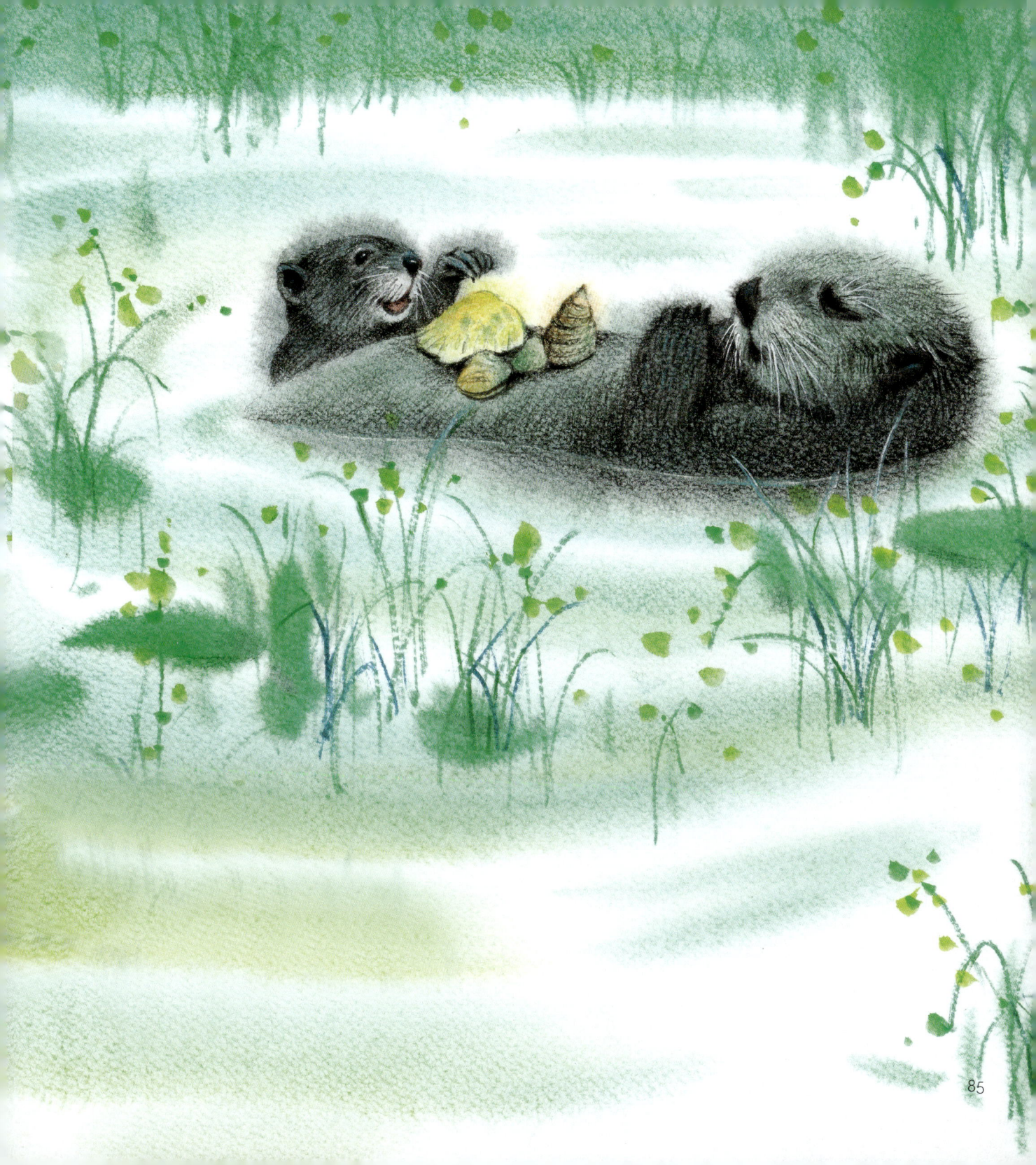

# 아빠의 혀

왕이전(王宜振)

아빠 사자는

무엇으로

아기 사자에게

사랑을 표현하나요?

입도 안 돼,

손도 안 돼,

위험하니까.

아빠 사자

혀를 내밀어

아기를 핥아줍니다.

뱃사공 노를 젓듯이

스 르 륵

스 르 륵

그 혀로 아기의 마음까지 쓰다듬으면

행복의 꽃 한 송이 피어납니다.

*Dear Baby*

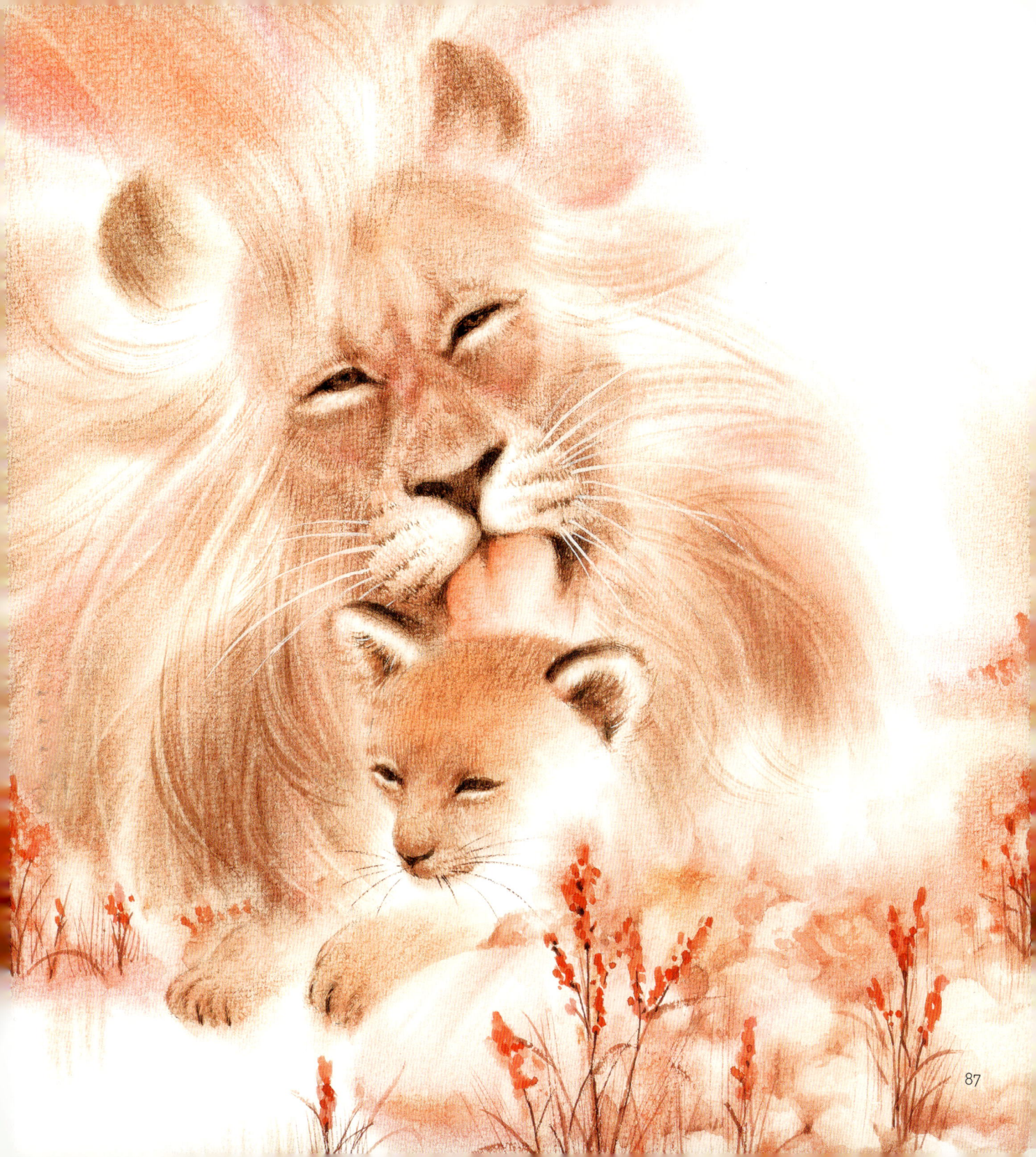

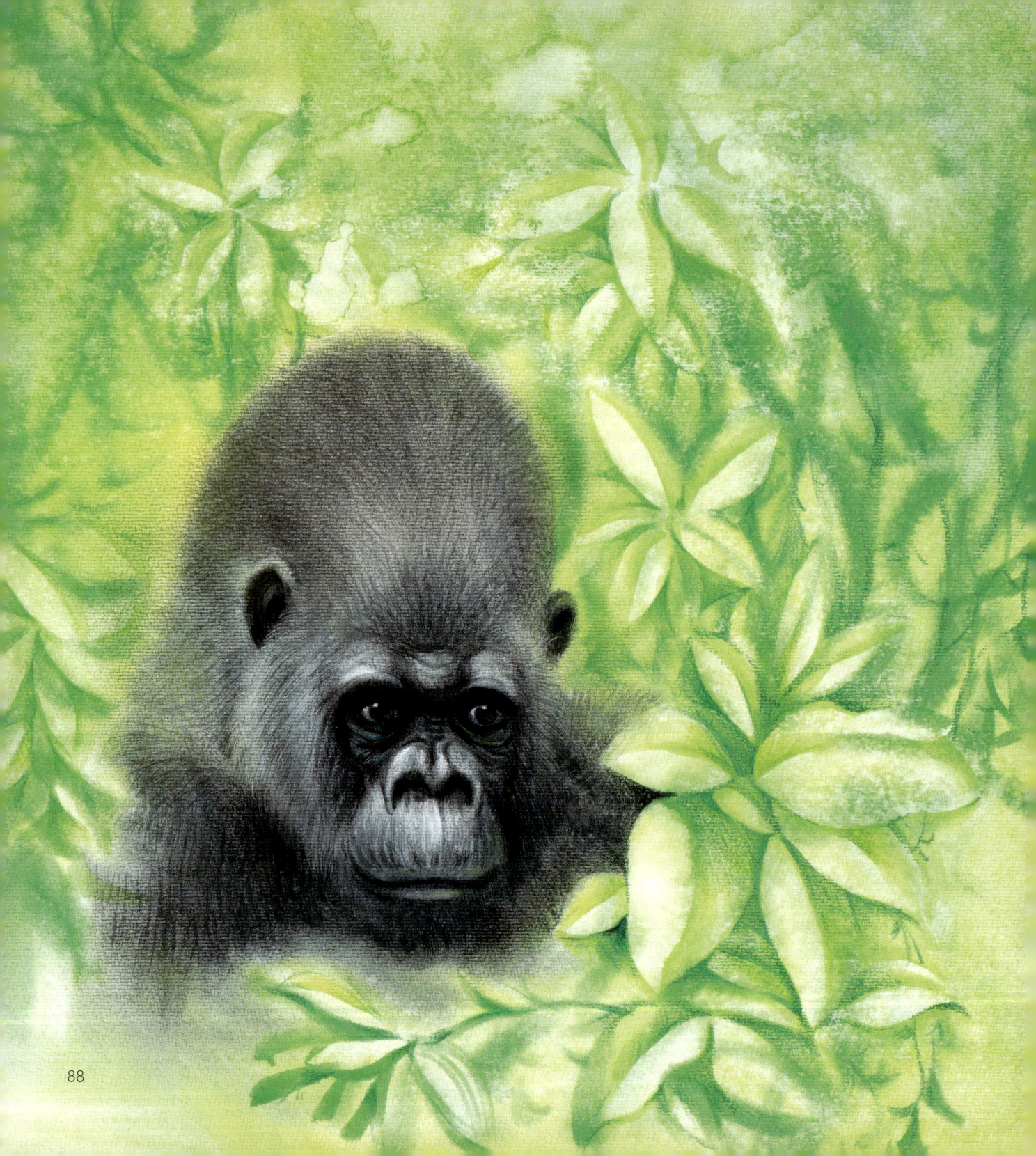

## 아빠의 눈빛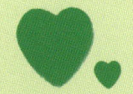

진보(金波)

아빠가 꽃밭에 숨어 있네요.
우리가 노는 것을
꽃밭에서 바라보네요.
아빠, 우리랑 놀고 싶어요?

아빠가 꽃밭에 숨어 있네요.
엄숙한 표정을 하고 있지만
아빠의 눈빛이 말을 해주요.
아빠, 우리랑 함께 할래요?

*Dear Baby*

_____

_____

# 긁어 드릴게요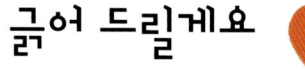

### 산잉치(单瑛琪)

아빠, 아빠.

어디가 간지러워요?

제가 긁어 드릴게요.


아가야, 아가야.

내 등을 긁어주는 그 조그만 손에

몸은 시원하고 마음은 간지럽구나!

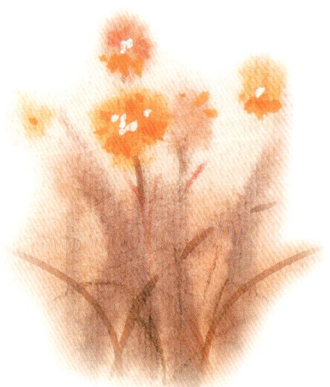

*Dear Baby*

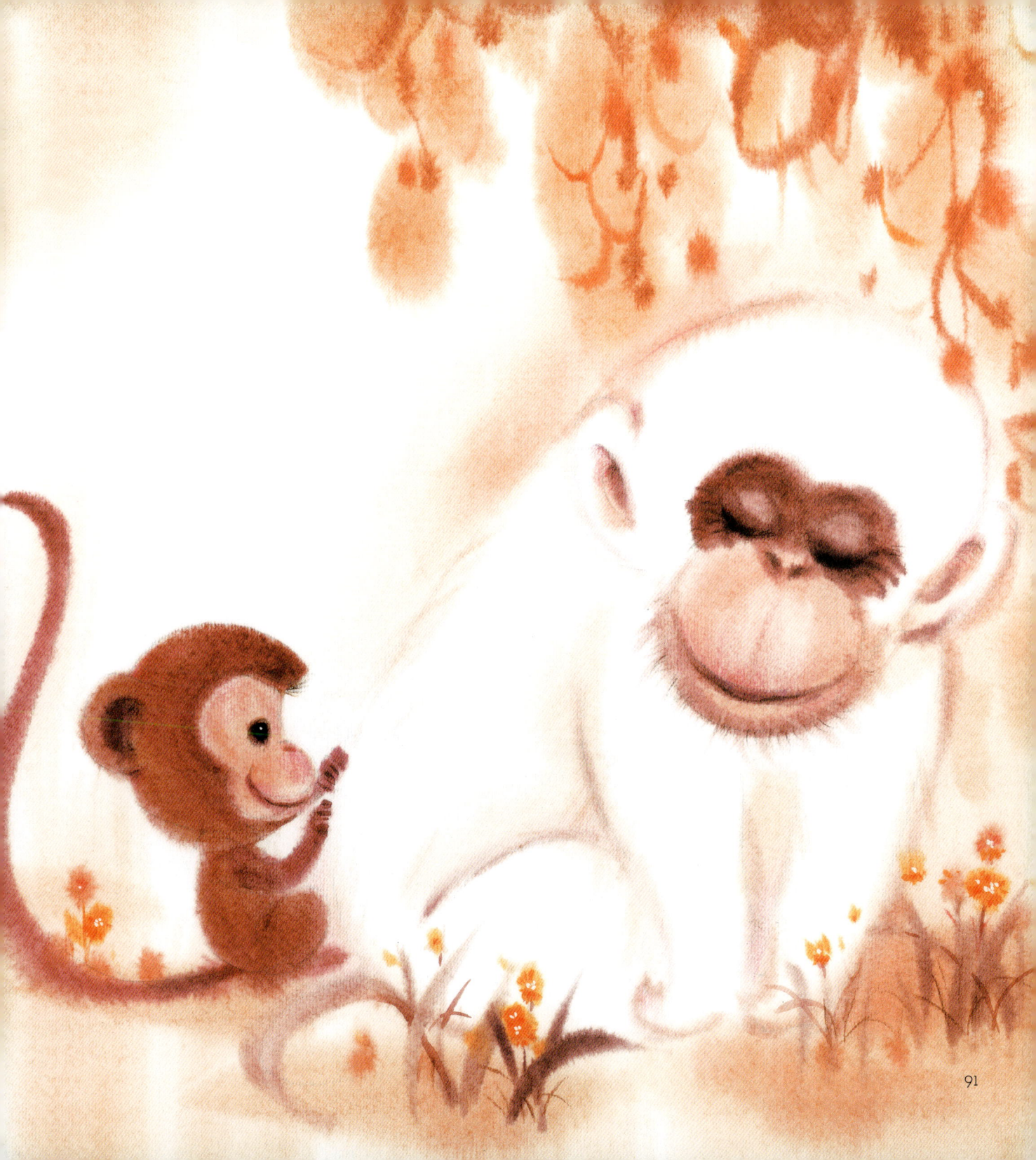

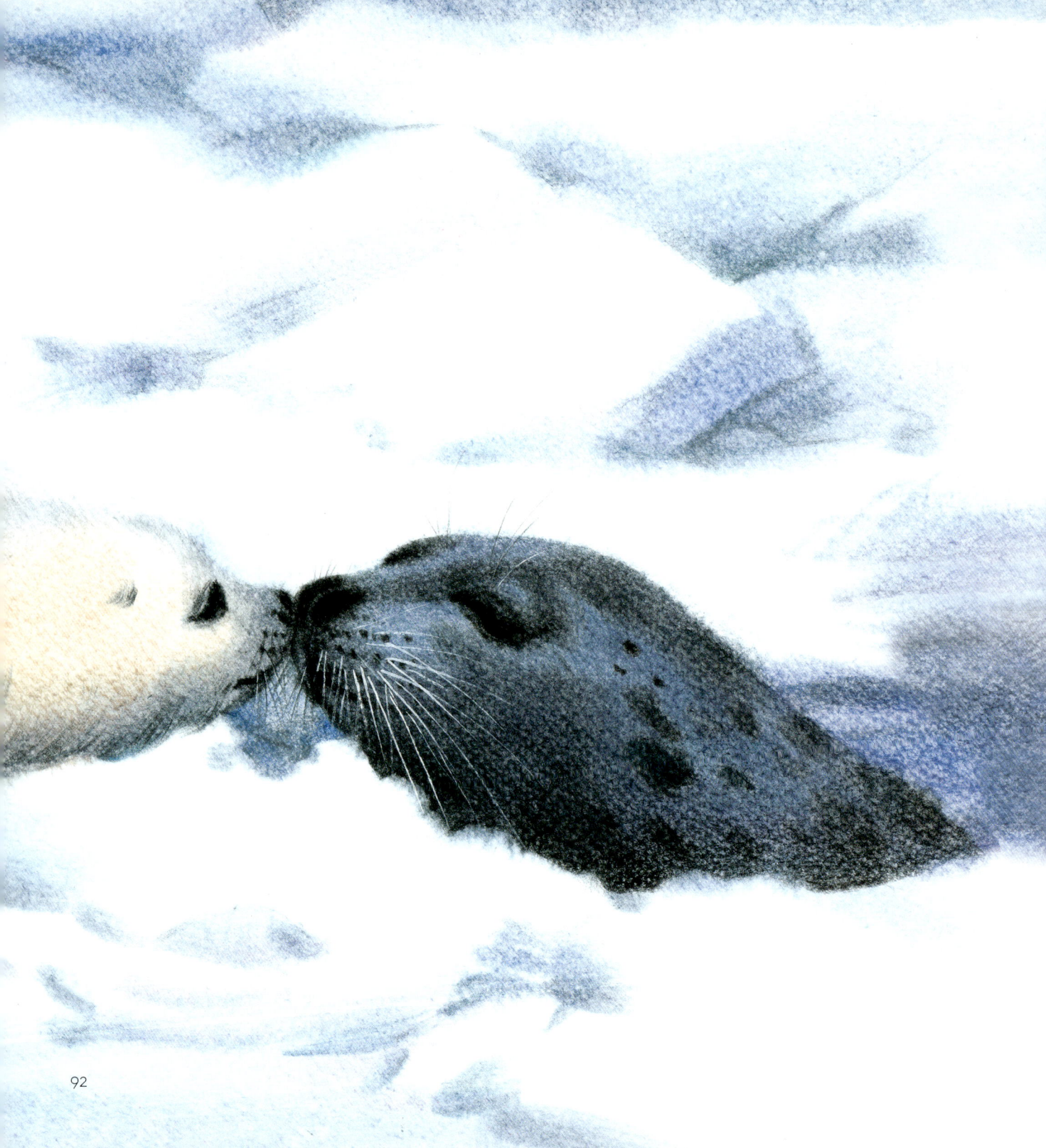

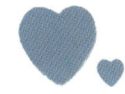 **뽀뽀**

바이빙(白冰)

사랑스러운 나의 아가,
너는 나를 보고,
나는 너를 보고 있구나.
온기를 불어넣으려고,
달콤함을 불어넣으려고,
사랑의 소식을 불어넣으려고,
가볍게 쪽!

*Dear Baby*

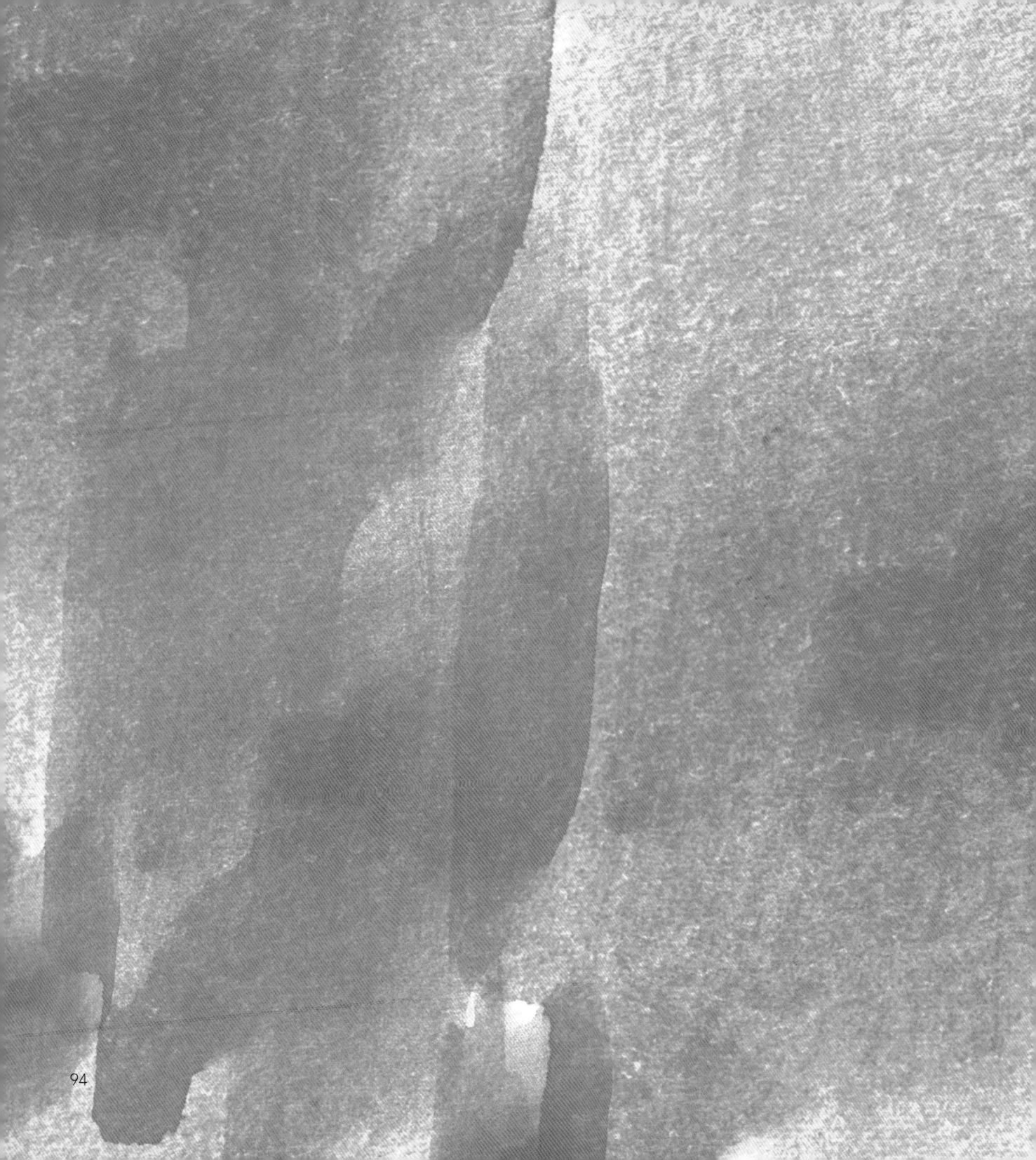

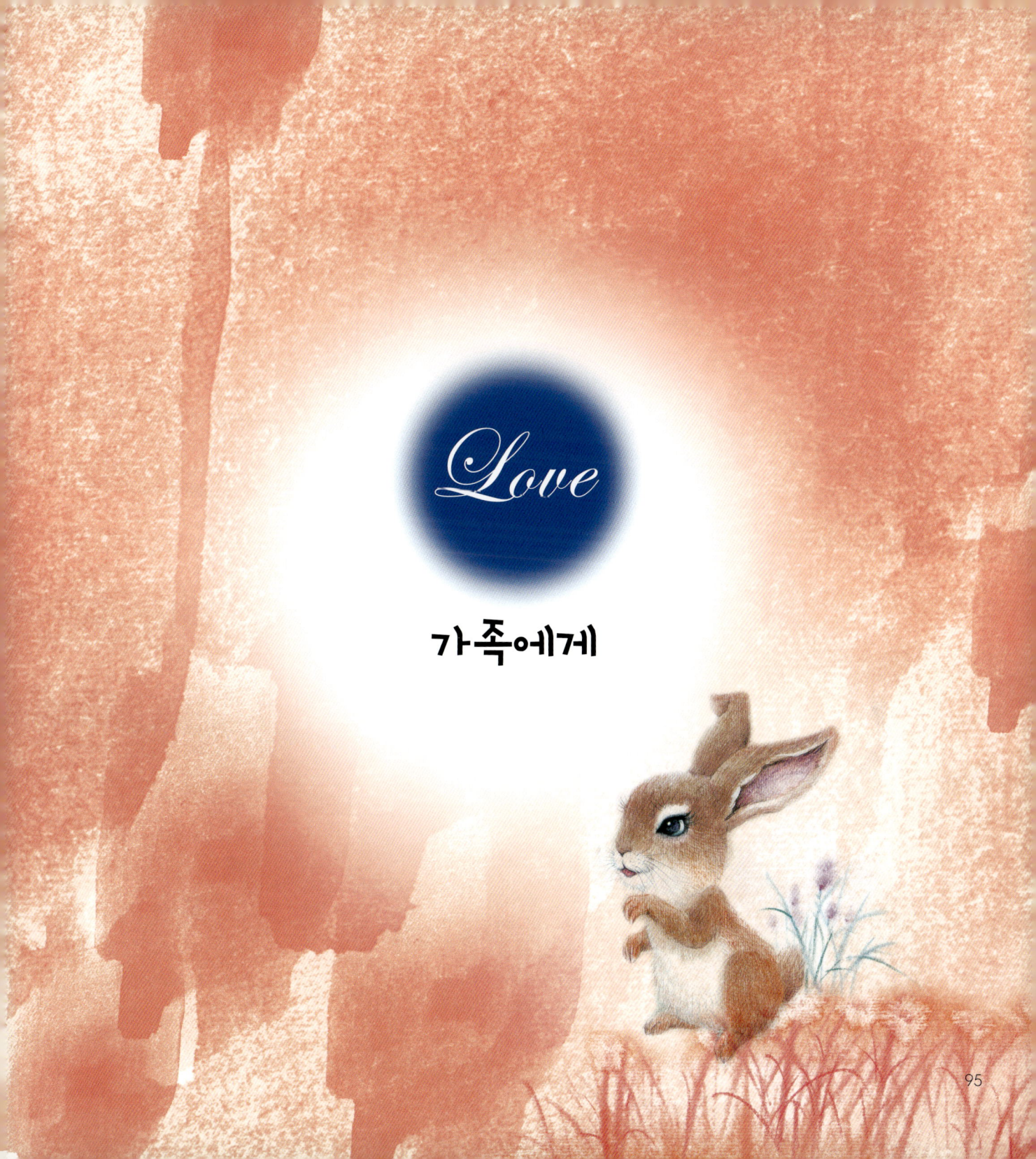

*Love*

가족에게

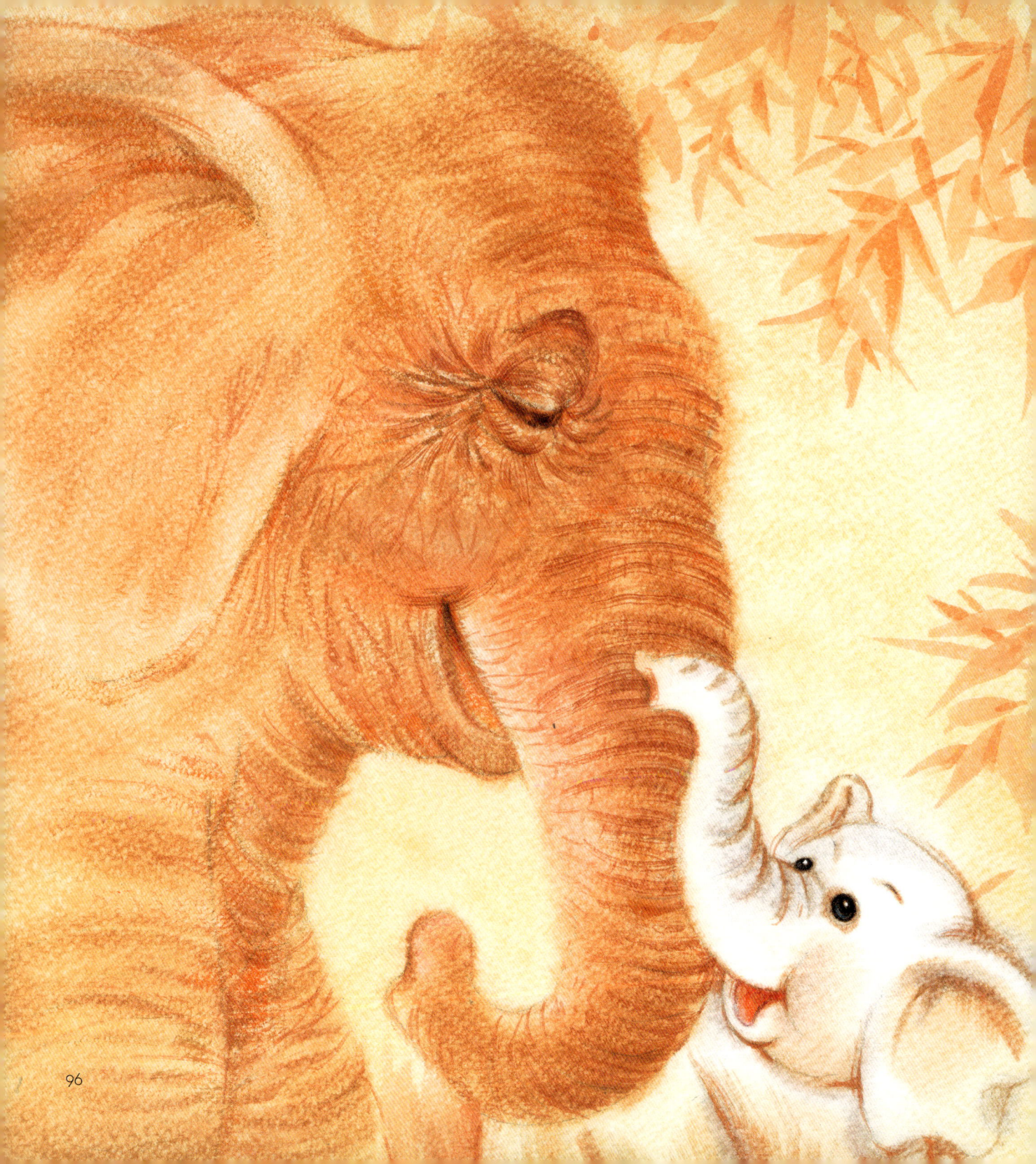

## 내가 주름을 펴드릴게요!

가오훙보(高洪波)

할머니 코끼리 주름도 많아.
아기 코끼리 기대고 만지고
쓰다듬으며 말하길,
할머니 이 많은 주름엔
이야기도 있고 노래도 있어요.
할머니 코끼리 호호 웃으며
우리 아기 말도 잘하네!

*Dear Baby*

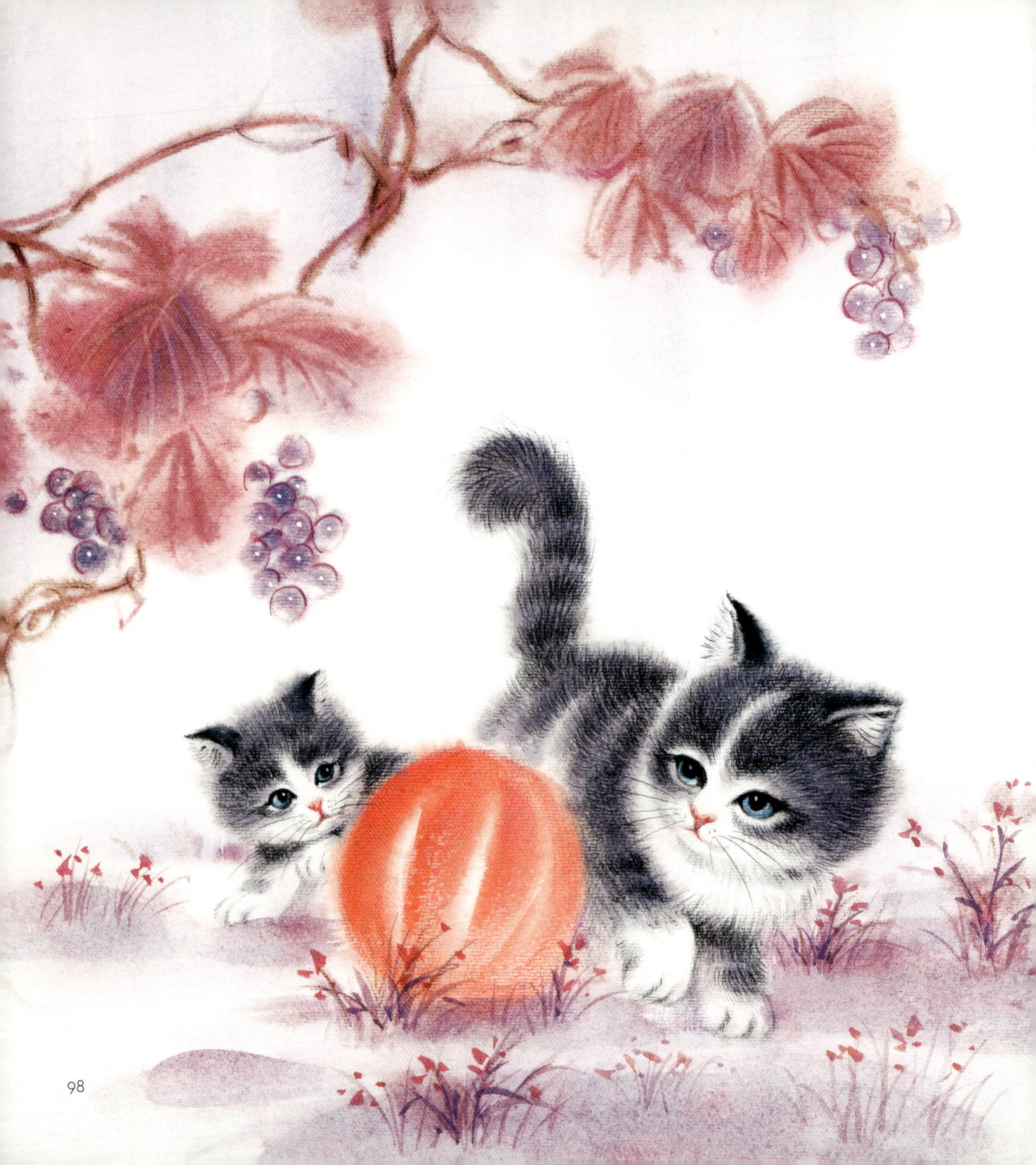

# 같이 놀자!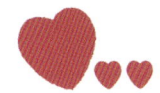

가오홍보(高洪波)

자주색 포도는 나무 끝에 달렸고,
포도 넝쿨 밑에는 웃음이 달렸네요.
꼬리를 올리고 발로 툭툭,
고양이 형제가 공놀이를 하네요.

공이 이리 날고 저리 날고,
아우가 즐거워 손뼉 치며 말합니다.
형이 공을 차, 내가 막을 게.
내 실력은 일품이라고.

*Dear Baby*

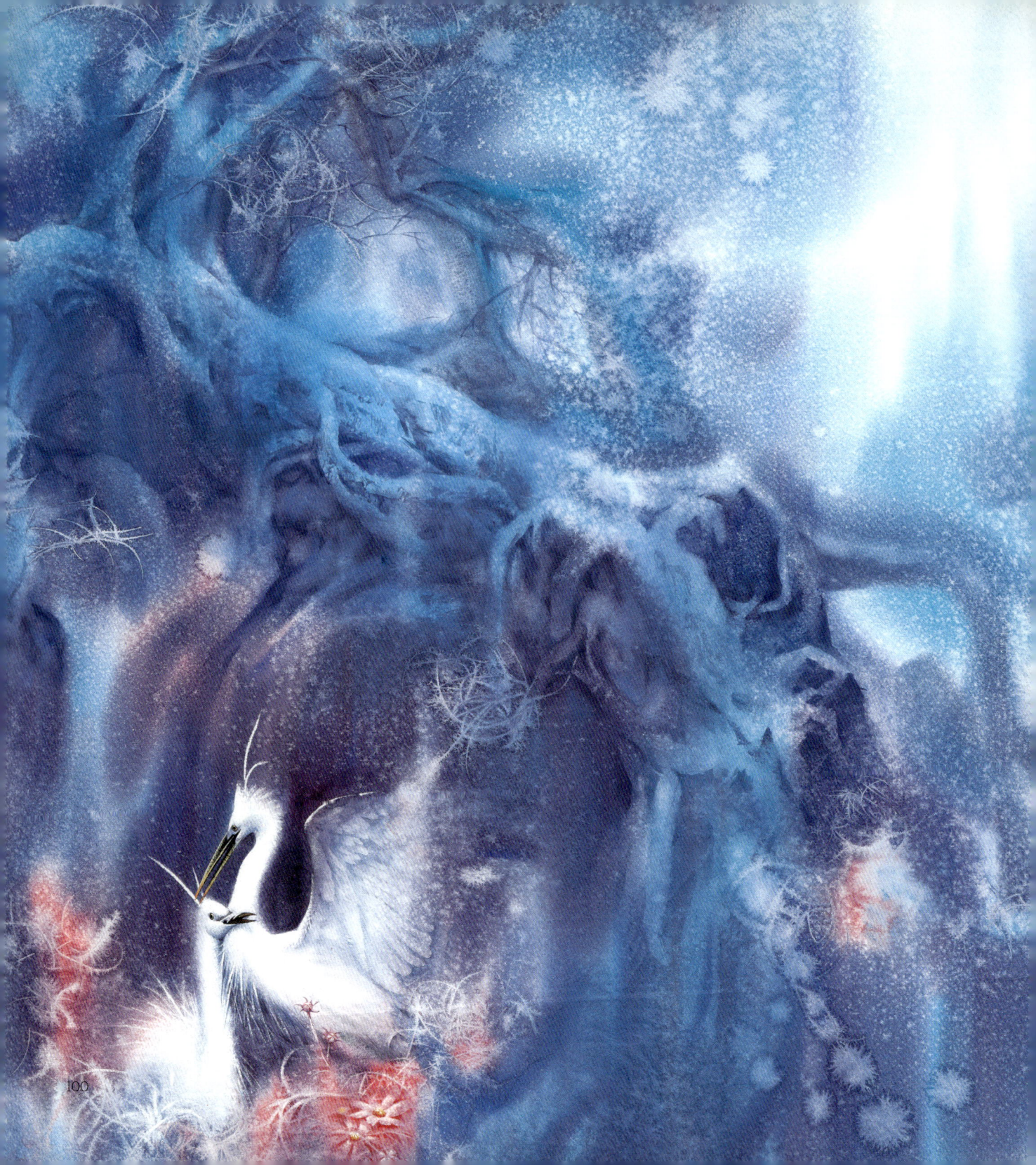

#  항상 지켜줄게

쉬루(徐魯)

세상에서 떨어진 이 외딴곳에서
너는 내 삶의 전부.
나는 네 곁에서,
봄소식을 알려주는 바람을 기다린다.

눈꽃이 하늘에 휘날릴 때,
너는 내 마음속 가장 순결한 한 송이 꽃.
세상은 저렇게 소란스러운데,
너는 내 마음속 가장 아름다운 음악.

*Dear Baby*

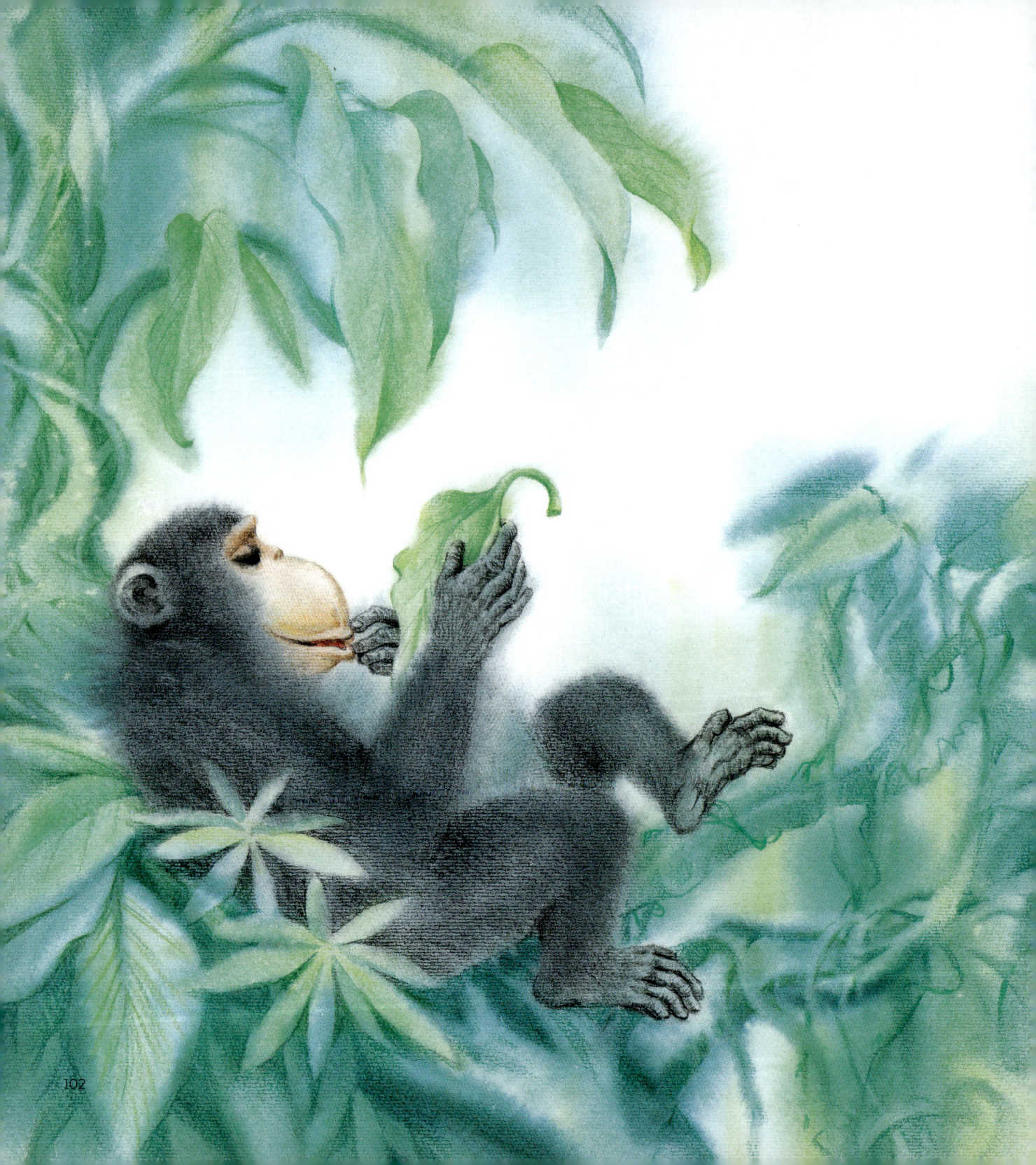

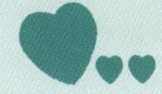 ## 아빠는 책벌레

바이빙(白冰)

아빠는 책을 좋아해,
읽고 읽고 또 읽어요.
나무 위에서 나뭇잎을 읽고,
풀 위에서 잠자리를 읽어요.
낮에는 해님을,
밤에는 별님을,
모든 걸 읽어서 우리에게 들려주네요.
모든 이야기 하나같이 재미있어요.
나도 매일 책을 볼 테야.
가서 민들레꽃 읽어봐야지.

*Dear Baby*

# 사랑의 희망

### 왕리춘(王立春)

사랑은 하나의 눈길이지요.

아빠가 엄마를 지켜주던 따뜻한 눈빛처럼.

사랑은 아름다운 노래랍니다.

엄마가 나를 낳으실 때의 감격의 울음처럼.

사랑은 바스락 소리이지요.

아기 새가 알을 깨고 나오는 소리처럼.

사랑은 희망입니다.

솜털 같은 아기 새의 날갯짓처럼.

*Dear Baby*

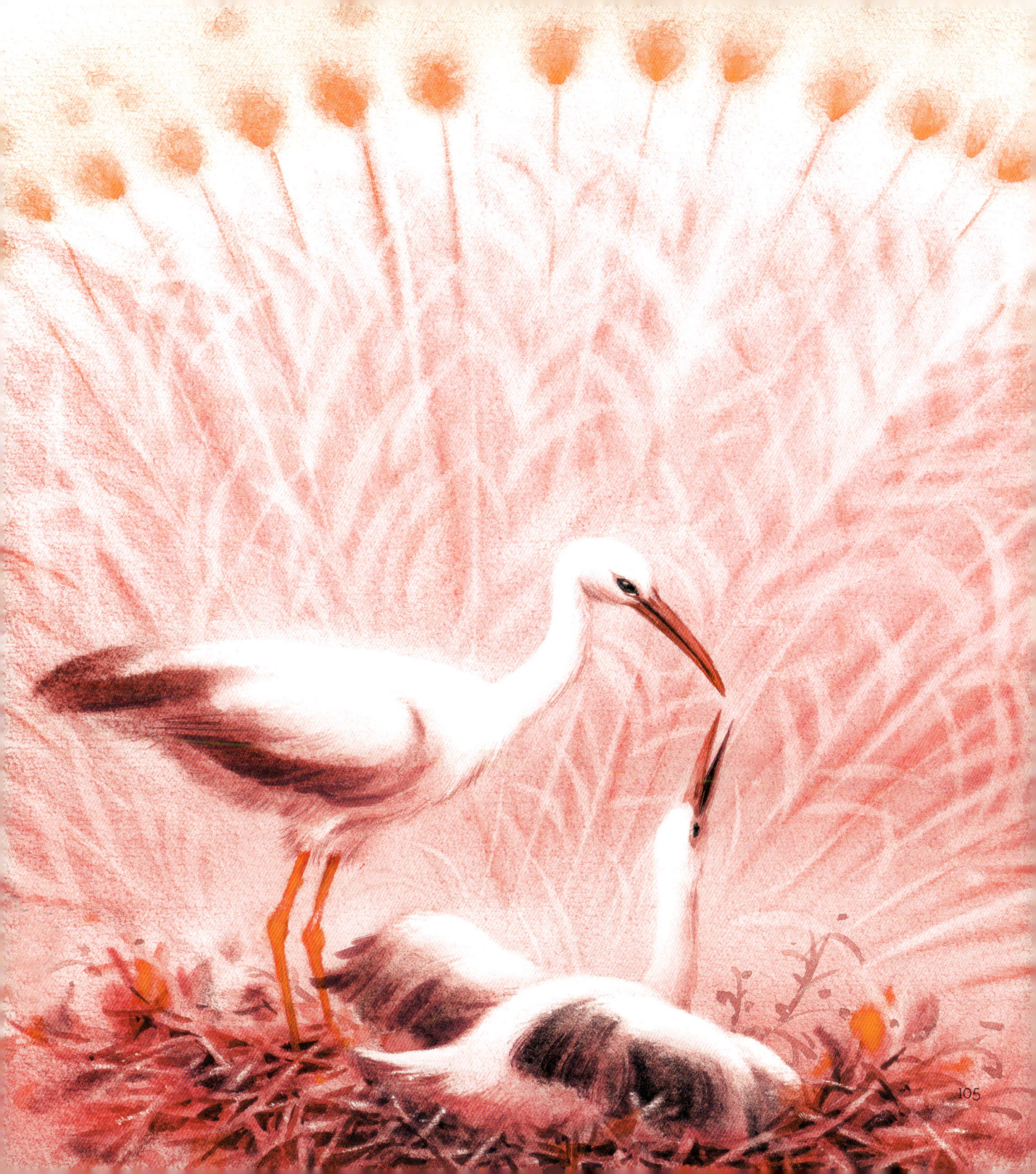

# 의좋은 형제

안우림(安武林)

함께 나뭇가지 위를 걷고
함께 나뭇잎 밑에서 숨바꼭질을 하고
함께 딱따구리 의사선생님 모셔와 나무도 돌봐주는

우리는 의좋은 형제, 함께하니까.
함께하니까, 우리는 의좋은 형제.

함께 가자, 도토리를 주우러.
함께 가자, 멀리 여행을.
함께 가자, 밤하늘의 별구경 하러.

우리는 의좋은 형제, 함께하니까.
함께하니까, 우리는 의좋은 형제.

함께 가자, 개미들의 버섯 집으로.
함께 가자, 토끼와 경주를 하러.
함께 가자, 꽃들을 따러.

우리는 의좋은 형제, 함께하니까.
함께하니까, 우리는 의좋은 형제.

아무도 우리를 구별 못해.
누가 형인지 누가 동생인지.
똑같이 날쌔고 똑같은 복슬 꼬리를 가진

우리는 의좋은 형제, 함께하니까.
함께하니까, 우리는 의좋은 형제.

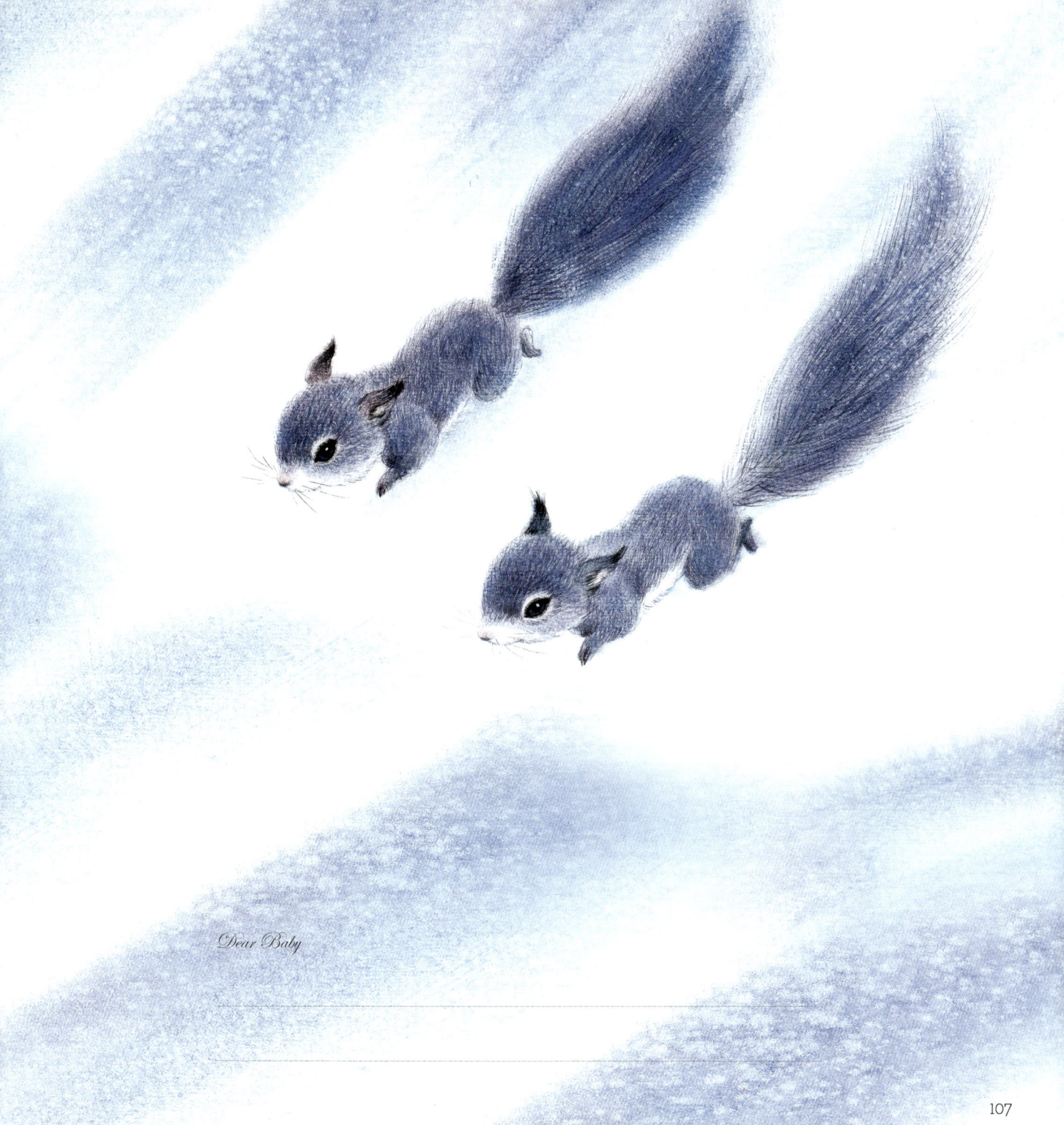

Dear Baby

# 가자 아이들아!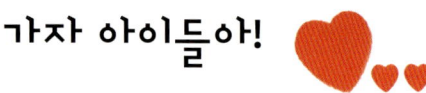

### 류빙준(刘丙钧)

가자, 아이들아!

우리 함께 산책을 하자.

우리 함께 여행을 하자.

가는 길이 험난하고,

가는 길에 비바람이 불어도,

우리가 함께한다는 것을

잊지 말아라!

나는 너희를 위해

못할 것이 없단다!

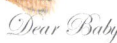

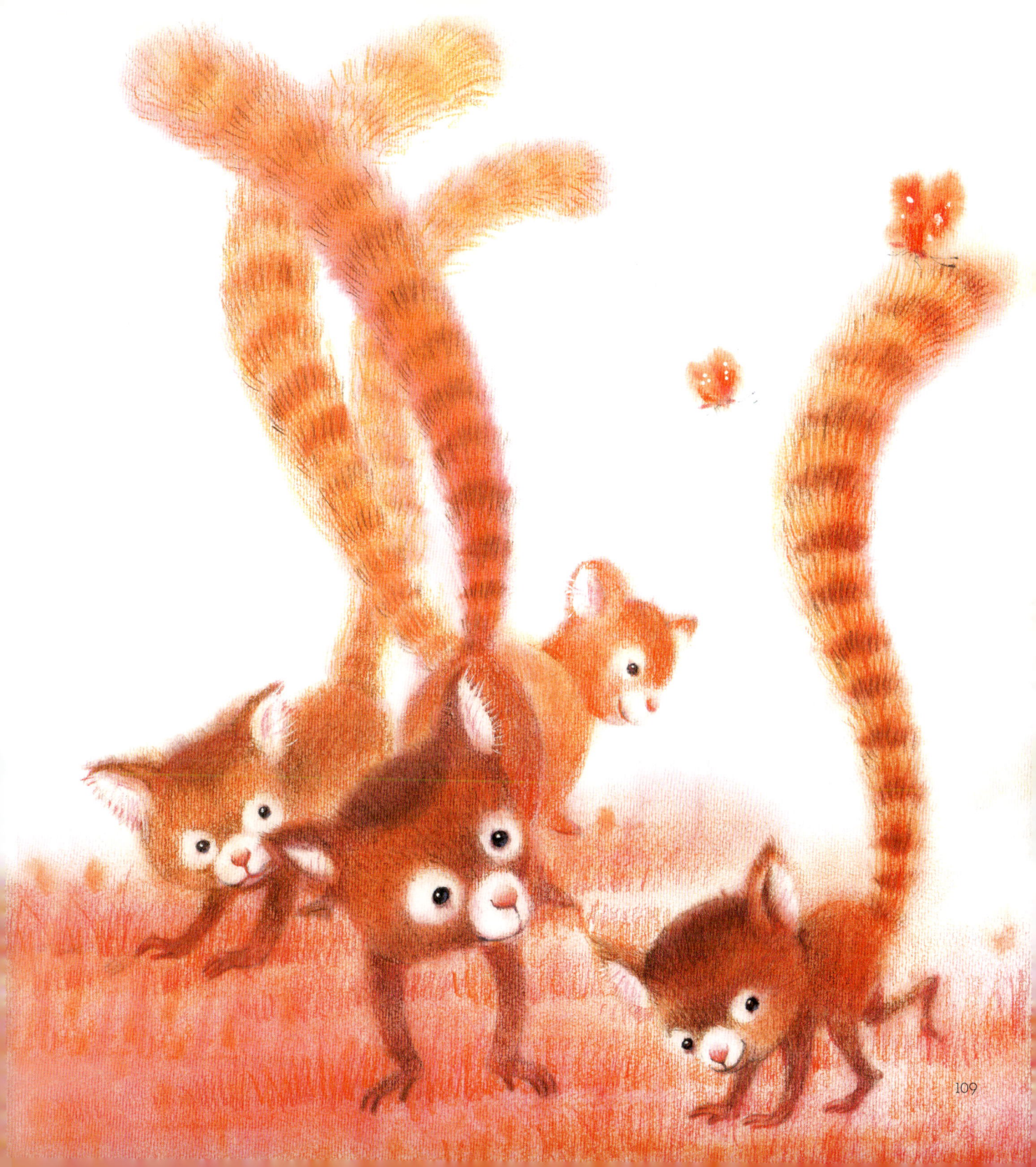

## 수를 세다

### 거빙(葛冰)

큰 버섯, 작은 버섯,
하나 둘 셋, 하나 둘 셋,
수를 세면서 버섯을 따요.
잠깐 어디까지 세었지?
버섯을 아주 많이 따야 해요.
아빠도 드리고, 엄마도 드리고,
할아버지와 할머니도,
이모와 삼촌도 드릴 거니까.

*Dear Baby*

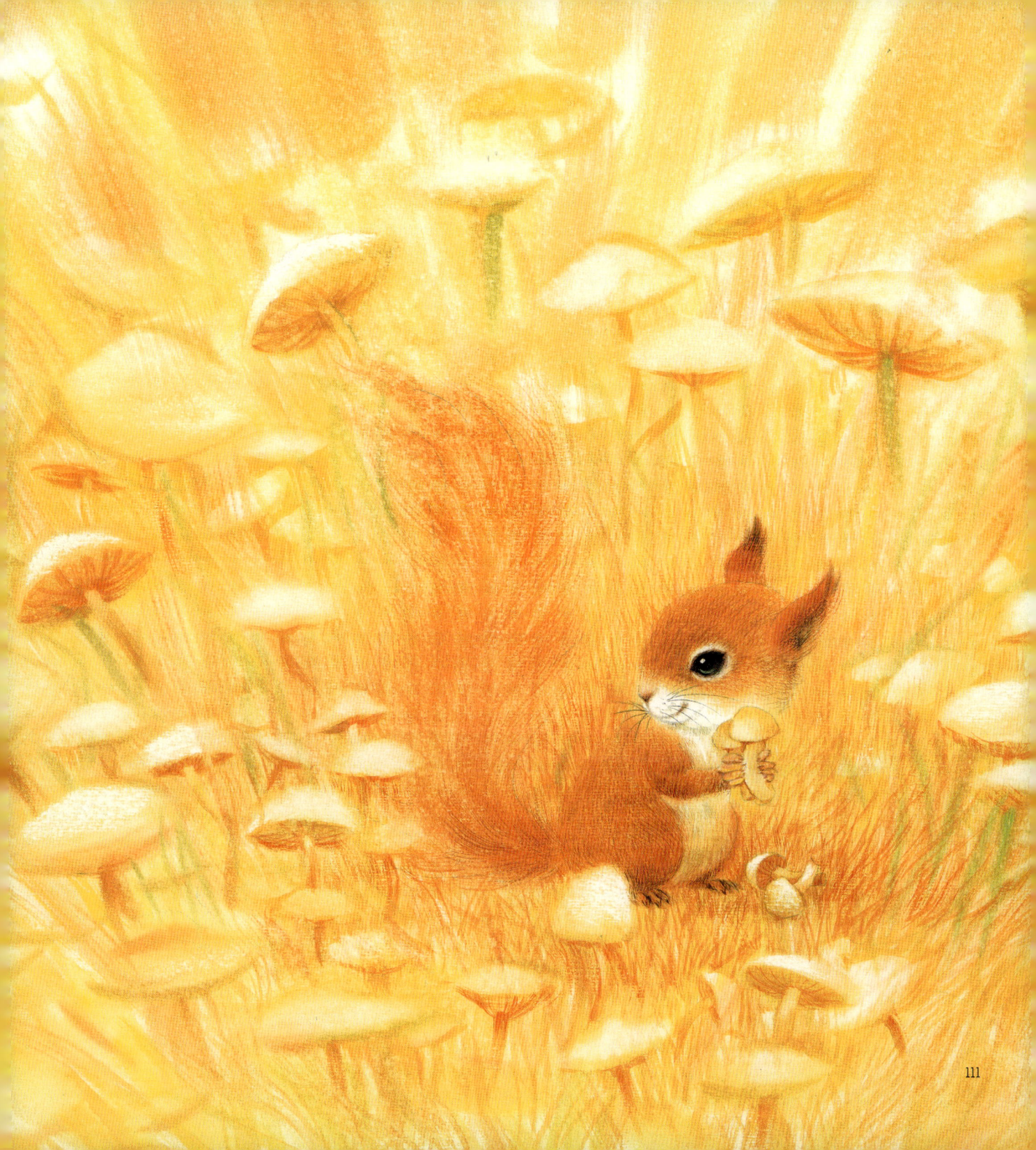

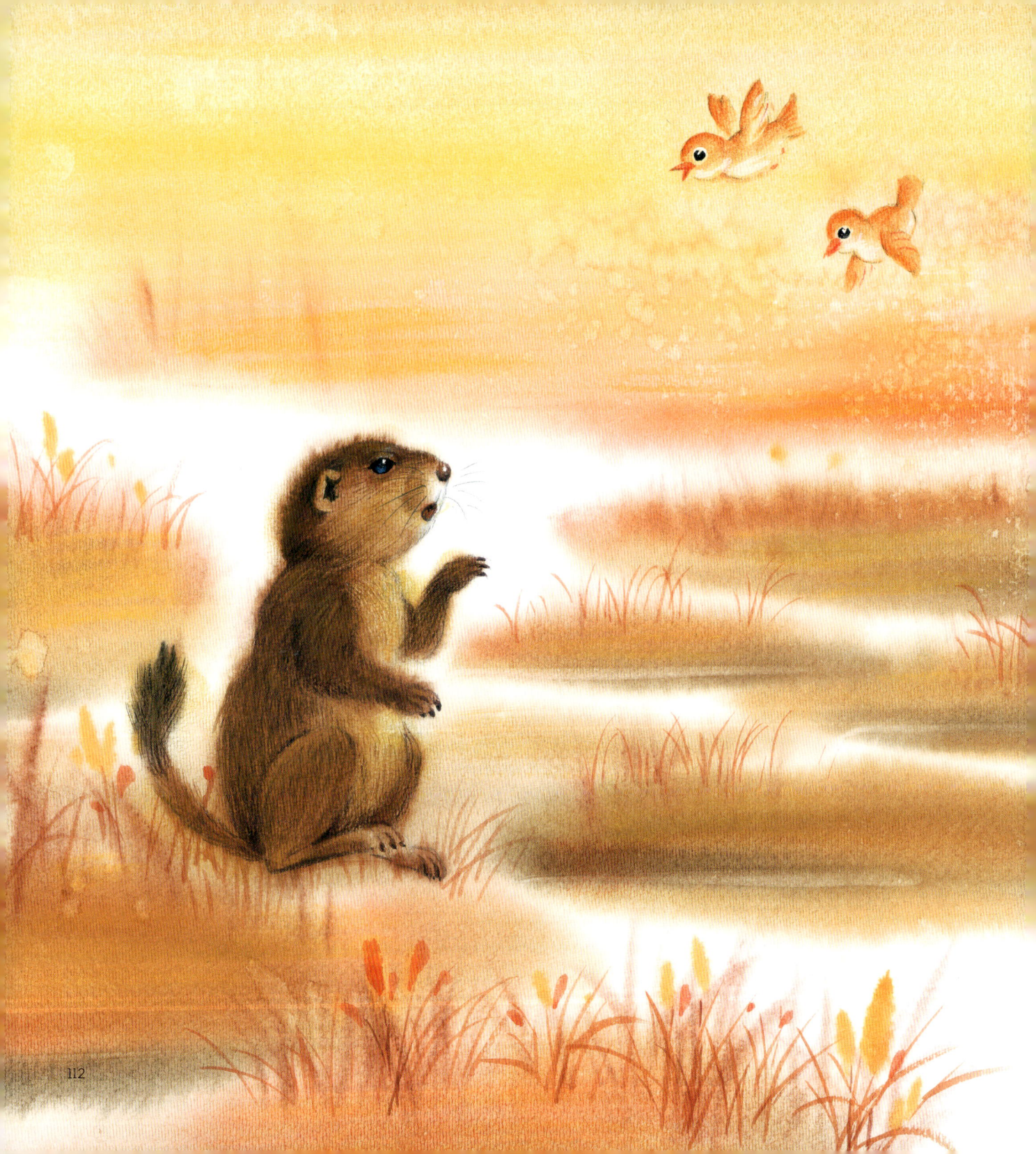

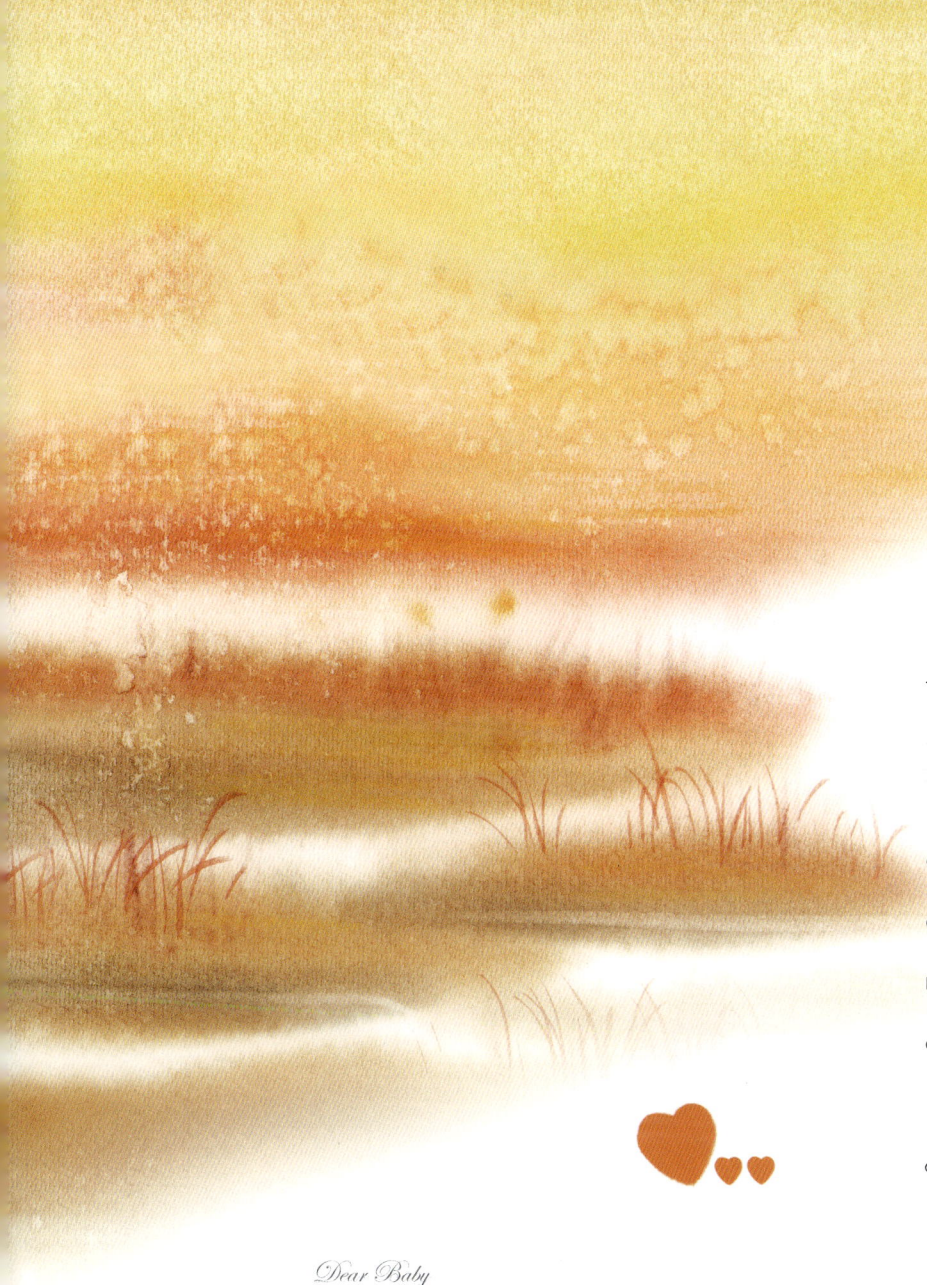

# 엄마가 기다린단다

안우린(安武林)

작은 새야 작은 새야
우리 아이 못 봤니?
집에 와서 밥 먹어야 되는데

엄마는 손을 들고 또 들고
아가야, 아가야
너는 어디에 있니?
얼른 집에 오거라

엄마의 꼬리가 올라가고 또 올라가고

*Dear Baby*

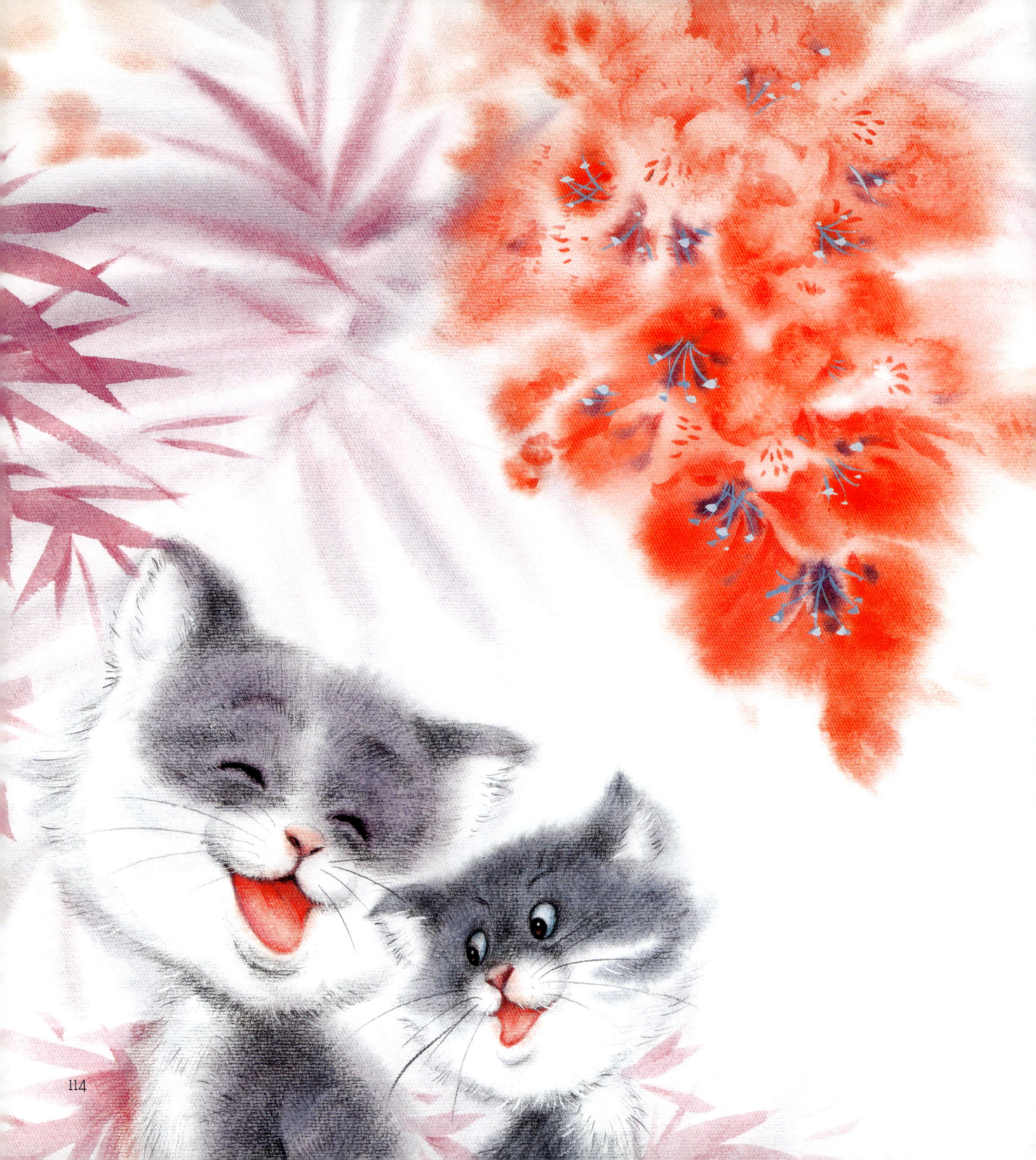

## 웃으면 친해져요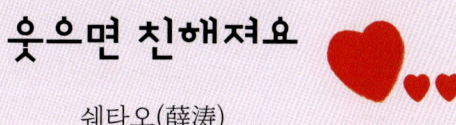

### 쉐타오(薛涛)

웃음이 나와요.
꽃이 피고 풀은 푸르게 물들어요.
웃음이 나와요.
마음의 문이 열려요.

웃음이 나와요.
너는 나의 귓가에
나는 너의 귓가에
우리들의 거리가 점점 줄어들어요.

*Dear Baby*

 # 세 송이 꽃

### 왕리춘(王立春)

아빠가 나를 안고

나는 엄마를 안고

하

하하

하하하


아빠는 내게 뽀뽀

나는 엄마에게 뽀뽀

쪽

쪽쪽

쪽쪽쪽

풀숲에 들어가 숨으면

우리 모두 꽃이 되지요

꽃

꽃꽃

꽃꽃꽃

*Dear Baby*

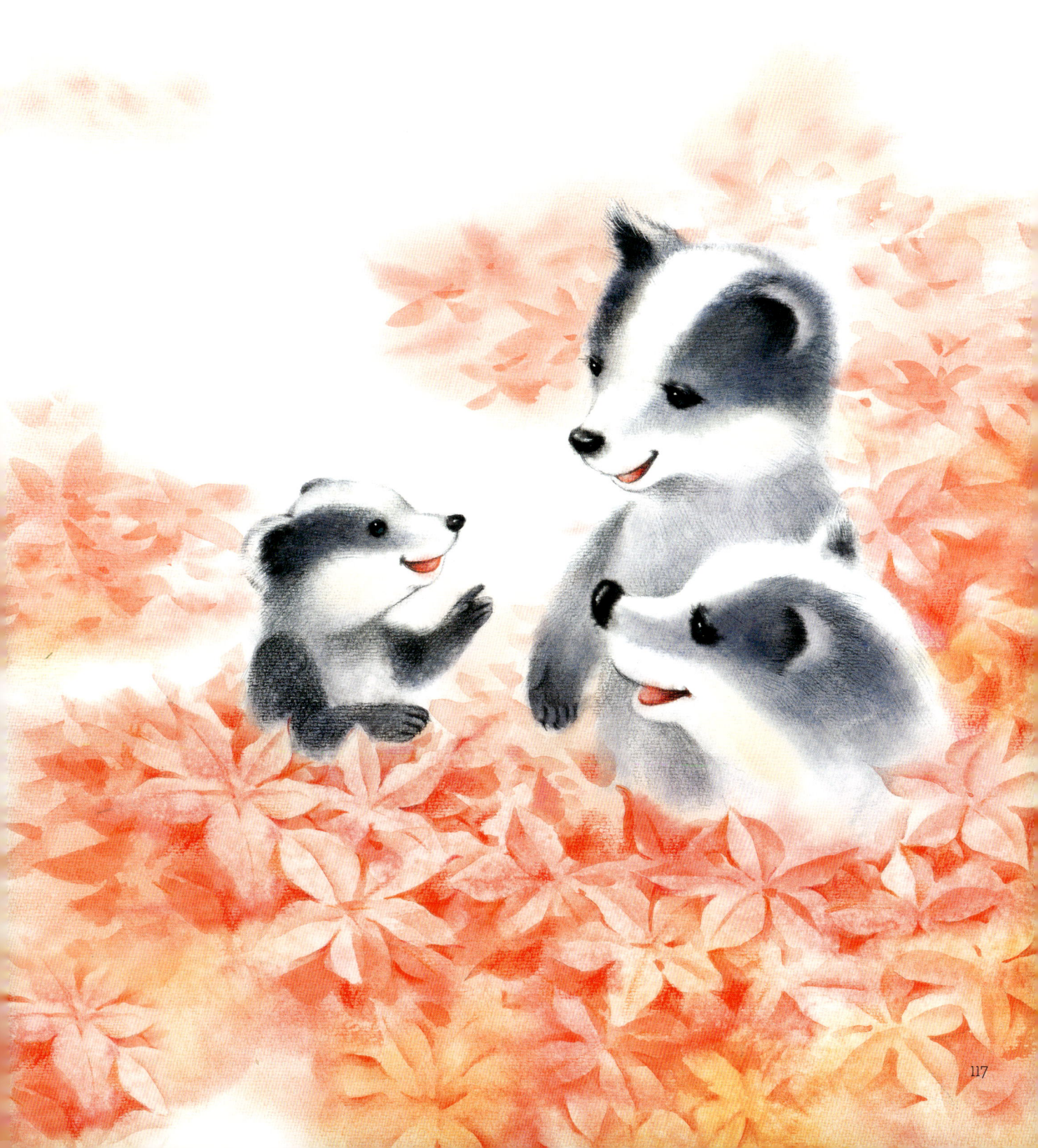

 ## 모든 게 궁금해!

산잉치(单瑛琪)

꽃은 왜 꽃이라 불러요?
호박은 왜 호박이라 불러요?
우리는 왜 병아리라 불러요?
오리가 아니고.

꽃은 엄마 닮아
꽃이라 하고,
호박은 아빠 닮아
호박이라 하죠.
병아리는 부리가 오리처럼 두껍지 않아
병아리라 하죠.

*Dear Baby*

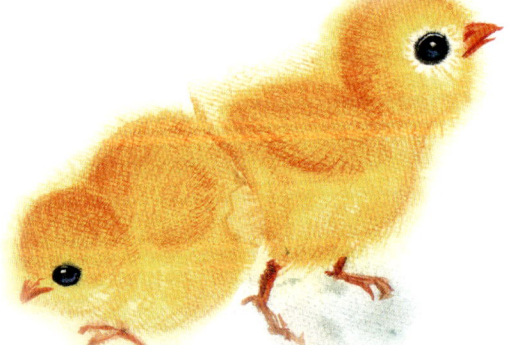

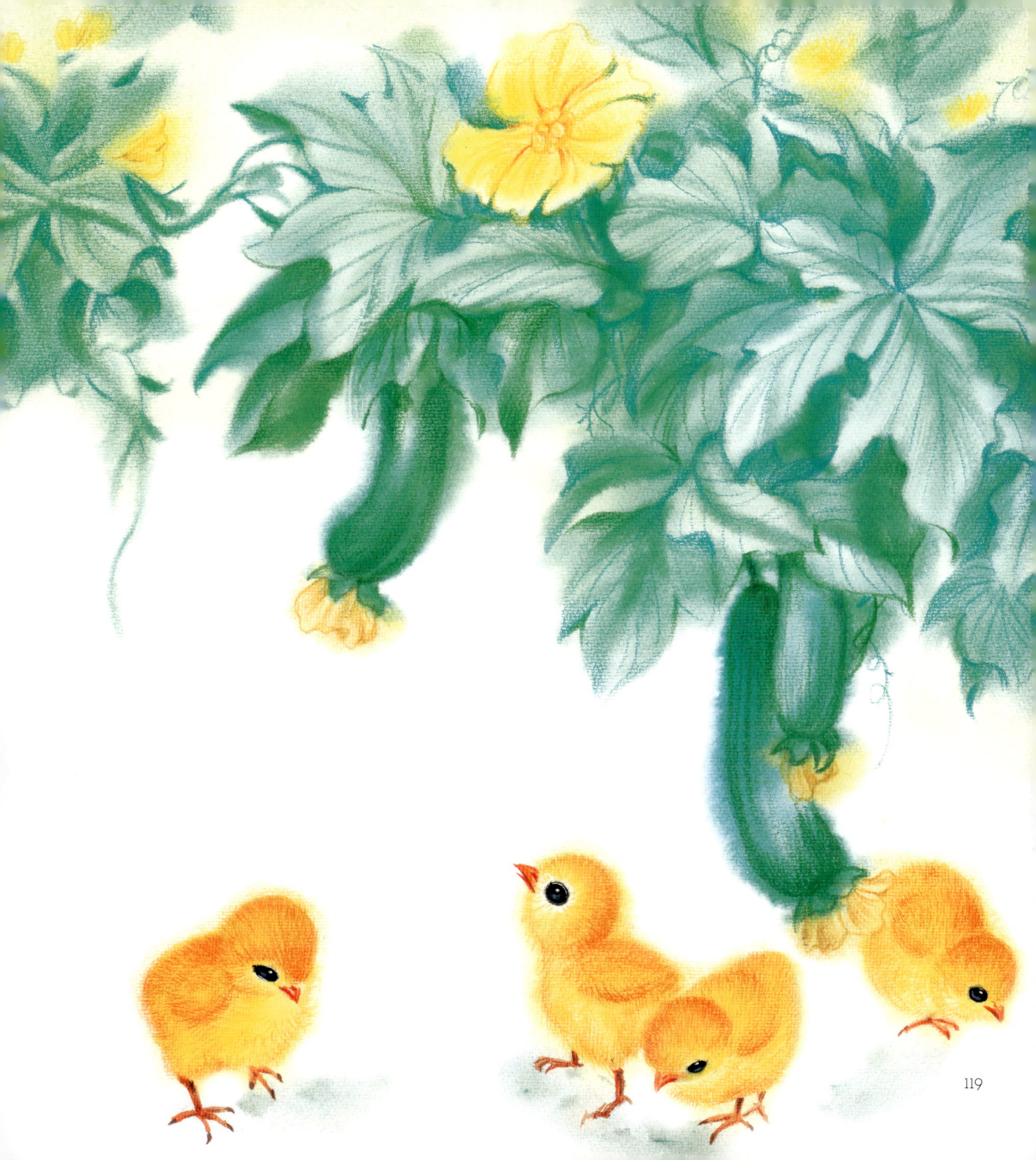

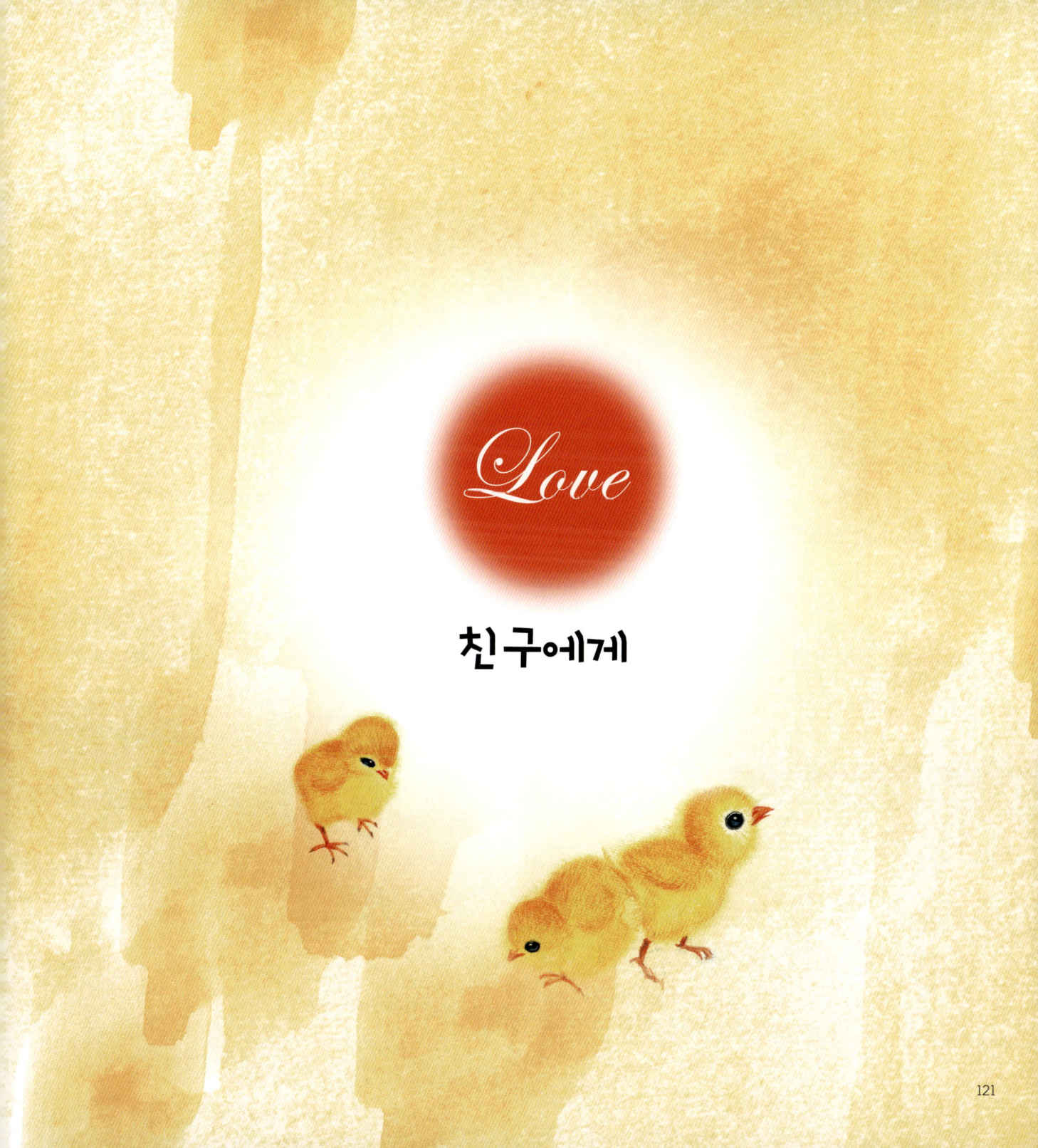

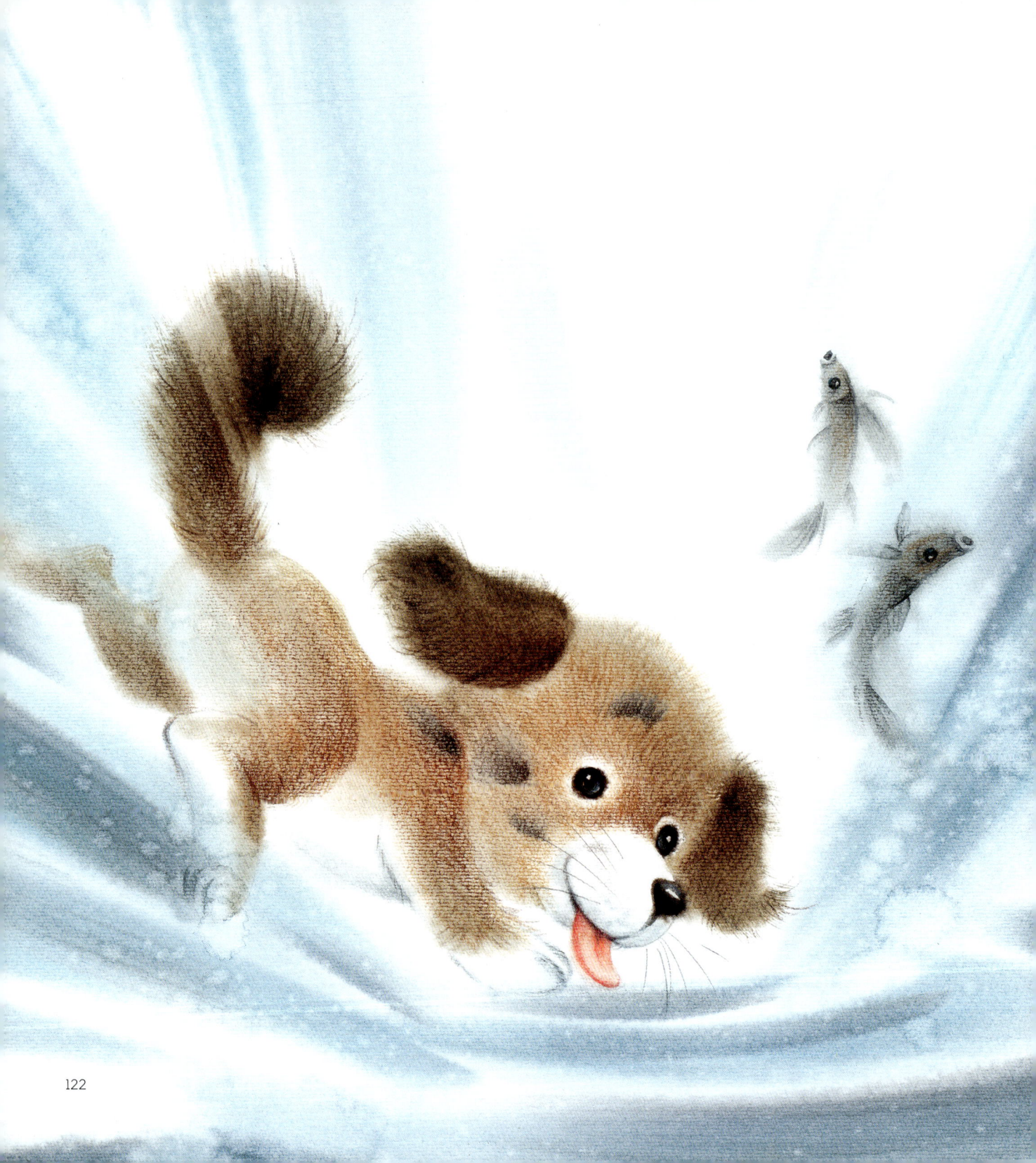

# 풍덩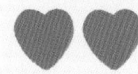

### 판파쟈(樊发稼)

안녕, 물고기 친구들.
나에게는 꿈이 있단다.
너희들처럼 자유롭게
물속을 돌아다니고 싶은
비밀스러운 꿈.

*Dear Baby*

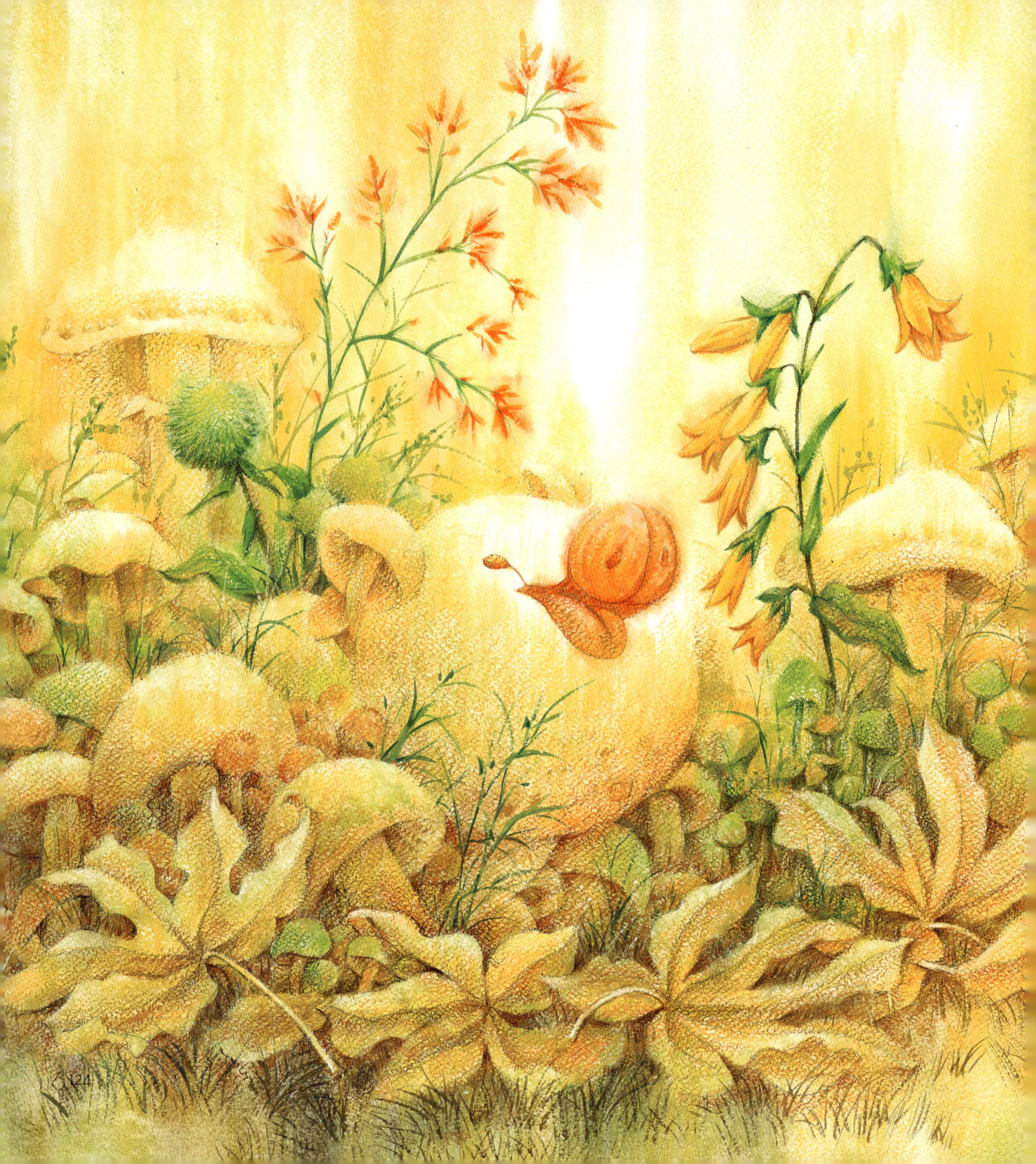

# 달팽이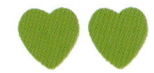

왕리춘(王立春)

볕을 쬐려고
오르고 올라서 여기까지.

단단한 외투를 등에 이고,
부드러운 배를 감싸 안고,
차가운 바람아 불지 마라.
서늘한 비도 내리지 마라.

볕을 쬐려고
오르고 올라 여기까지.

부드러운 나뭇잎으로 다리에 묻은 흙을,
방울꽃으로 머리의 땀방울 닦아내며,
이 커다란 버섯 위에서
스스로가 대견한 달팽이 한 마리.

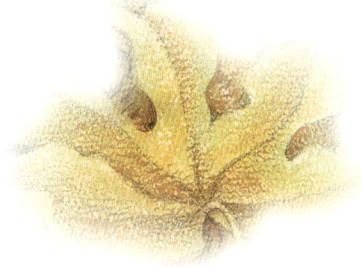

*Dear Baby*

## 아이 더러워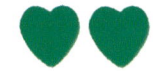

가오훙보(高洪波)

조그만 푸른 연못에
강아지 한 마리가 풍덩!
물에 비친 더러운 모습이
부끄러웠나 봅니다.
지켜보던 청개구리 깔깔 웃으며,
작은 손 작은 얼굴 씻어내고는,
강아지와 친구하자고 합니다.

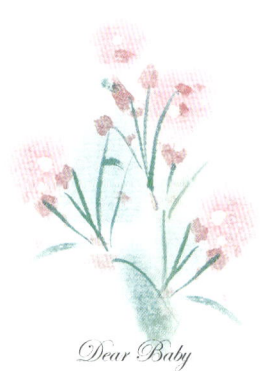

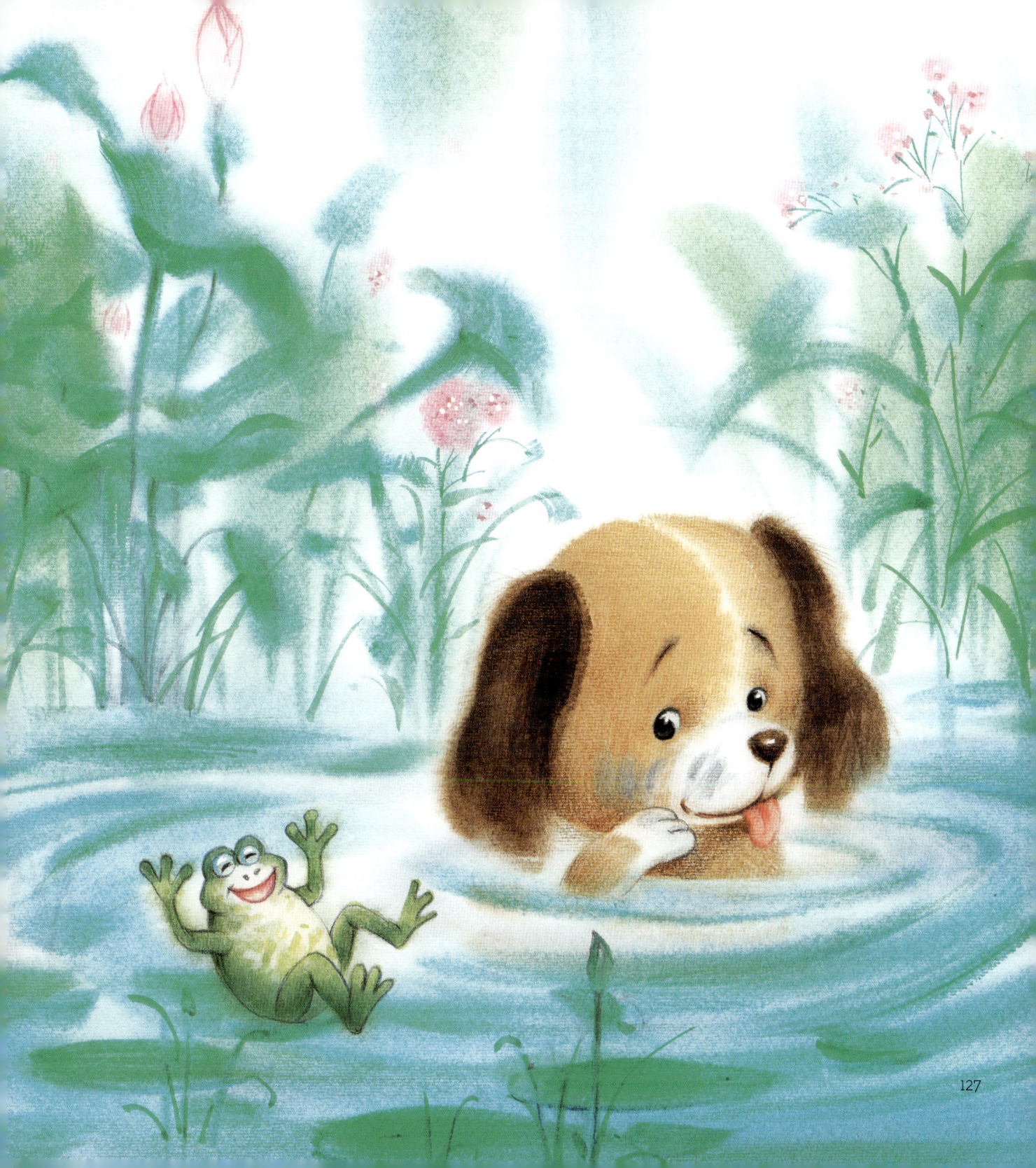

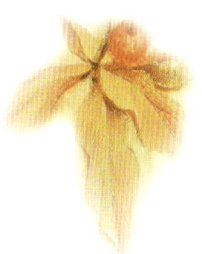

## 보물찾기

쉐타오(薛涛)

자, 이제 보물을 찾아보자.
다람쥐가 나비와 열매를,
나비가 열매와 다람쥐를,
열매가 다람쥐와 나비를 찾았네.

도대체 누가 누구의 보물인 거지?
너는 나의 보물,
나는 너의 보물,

우리는 모두 서로의 보물!

*Dear Baby*

## 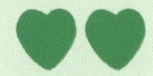 강아지 취하다

왕이전(王宜振)

은색 꿈이
금색 껍질을 뚫고는
세상을 봅니다.
이렇게 세상에 나온 노란 과일.

달기도 하고,
향기도 나고,
강아지는 자기도 모르게
침이 고입니다.

먹을까 말까,
참지 못한
강아지 어느새 한 움큼 삼고는
맛을 봅니다.

노란 과일 꺾어서 먹다 보니
하나둘 딸려 오는 과일 형제들.

달기도 하고,
향기도 나고.

신선해, 맛있다!
만족한 얼굴 위로
취기가 살짝.
취한 강아지가 비틀비틀.

*Dear Baby*

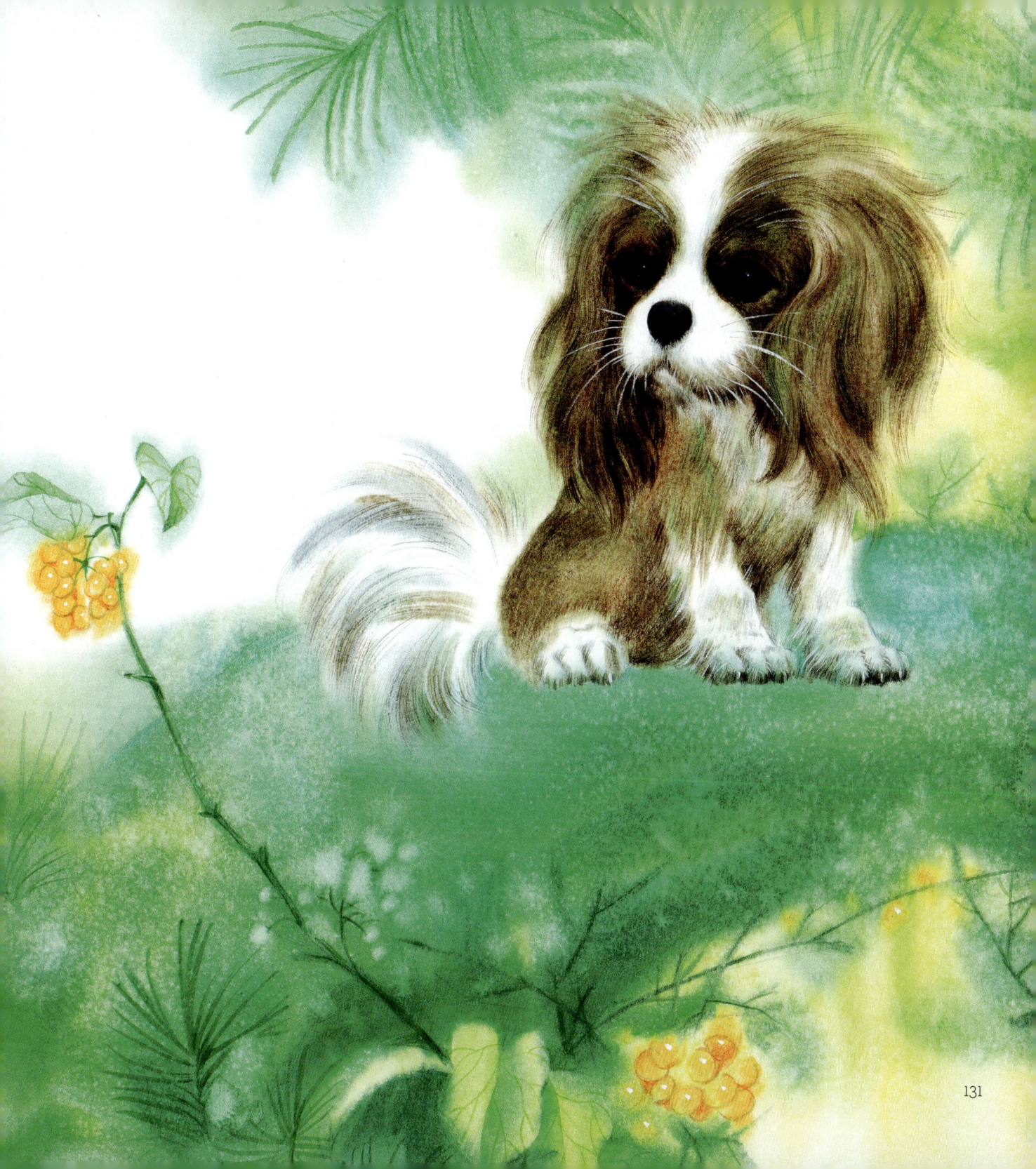

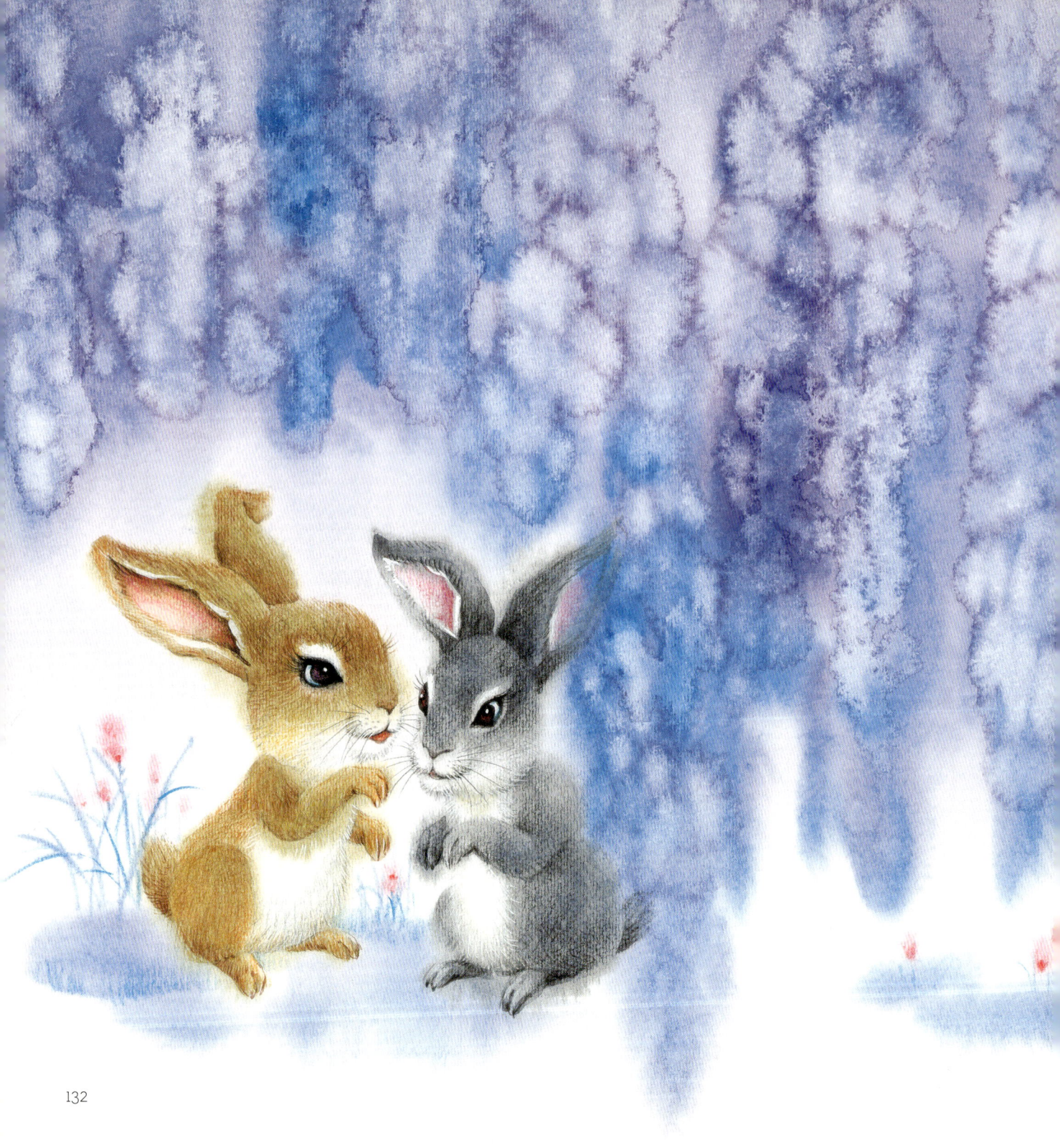

## 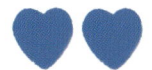 토끼 남매

장샤오난(张晓楠)

동생아, 내 말 좀 들어봐.
내일 운동회
어쩔 셈이니?
또다시 잠들면
꼴찌 할 거야.

누나야, 나를 믿어줘.
내일 운동회
나쁜 습관 고치고,
잠도 안 자고,
앞만 보고 달릴게.

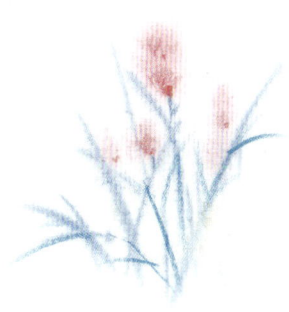

*Dear Baby*

# 안녕!

### 왕리춘(王立春)

"안녕 나는 작은 다람쥐야."

"안녕 나는 큰 토끼야."

"나는 네가 낯이 익은데."

"나도 너를 어디서 본 것 같은데."

"나는 나무 위에 살아."

"나는 나무 밑에 살지."

"우와! 우리는 이웃이었네!"

"나는 겁이 많아." "나도 나도!"

"나는 달리기를 잘해." "나도 나도!"

"하하 하하하"

"우리는 원래 형제인가 봐!"

*Dear Baby*

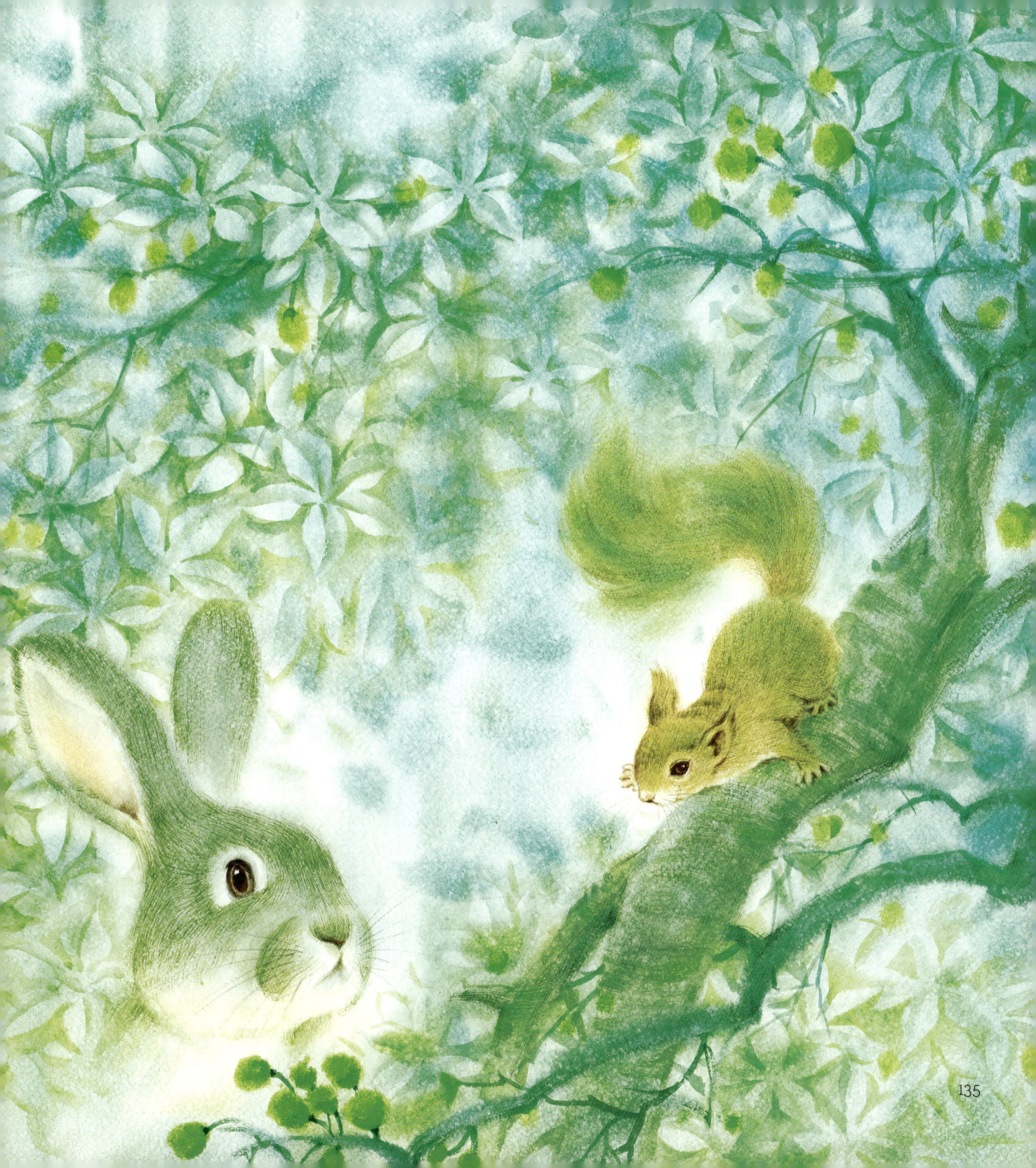

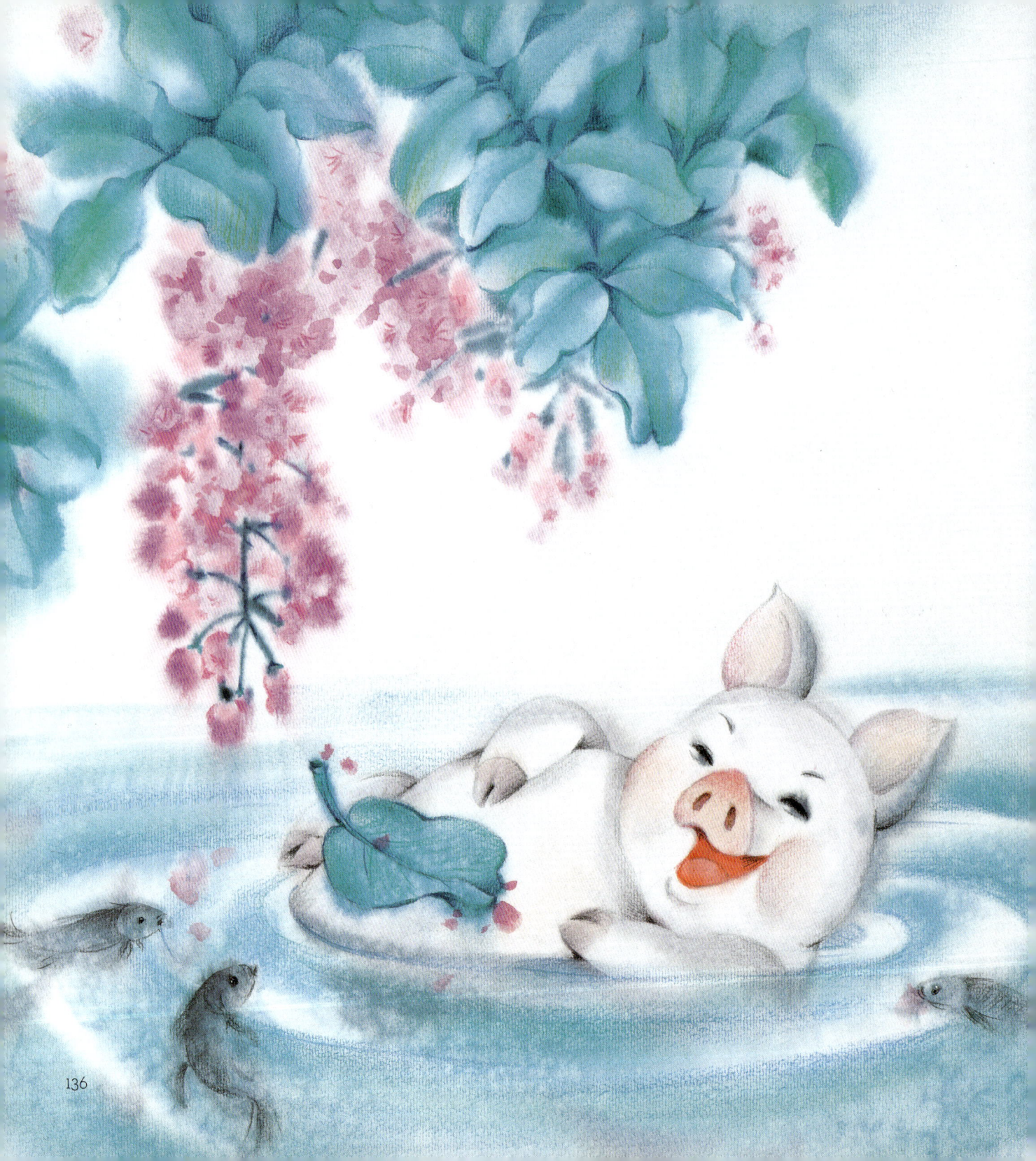

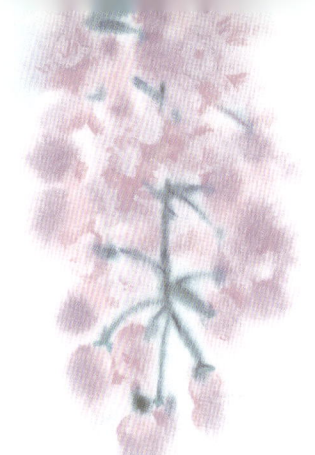

##  이만한 침대 없어요

진보(金波)

이런 침대는 어디서도 못 구해요.
나는 물 위에 누워 천천히 떠내려갑니다.
가는 길, 작은 물고기가 동무 삼아 헤엄치네요.
가는 길, 꽃잎이 바람 따라 휘날리며 따라오네요.

찰랑찰랑,
어느새 나는 잠이 들어,
물고기가 되어 물속을 헤엄치고,
꽃잎이 되어 하늘로 날아오릅니다.

*Dear Baby*

## 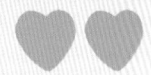 모험이 있어야 승리가 있다

### 가오훙보(高洪波)

산을 넘고
구름 두 개를 지나니
몸 옆으로 구름이 흐르고
발아래로 시냇물이 흐르네.
산 정상에 올라 사방을 내려보니
나는 용감한 양.

*Dear Baby*

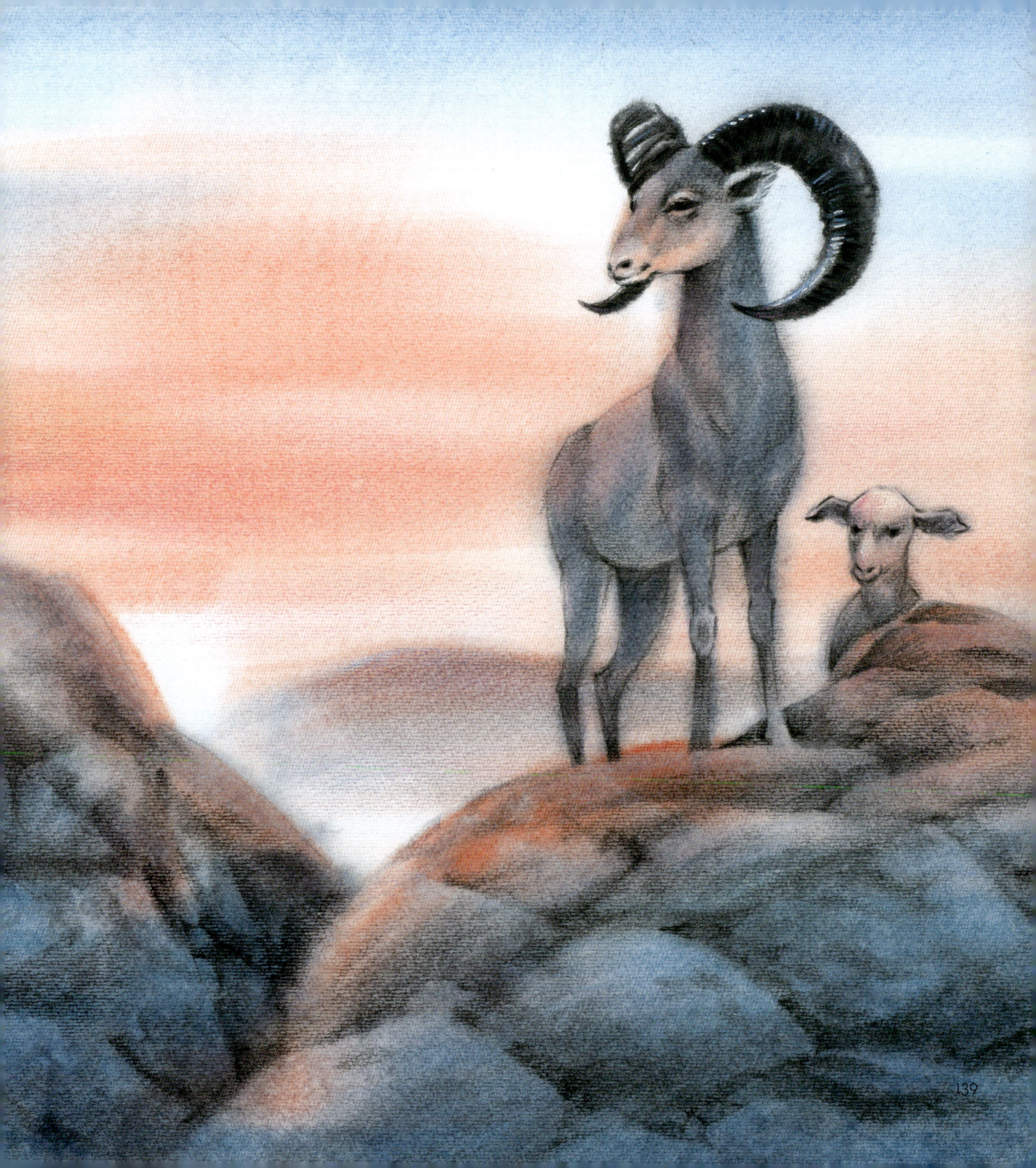

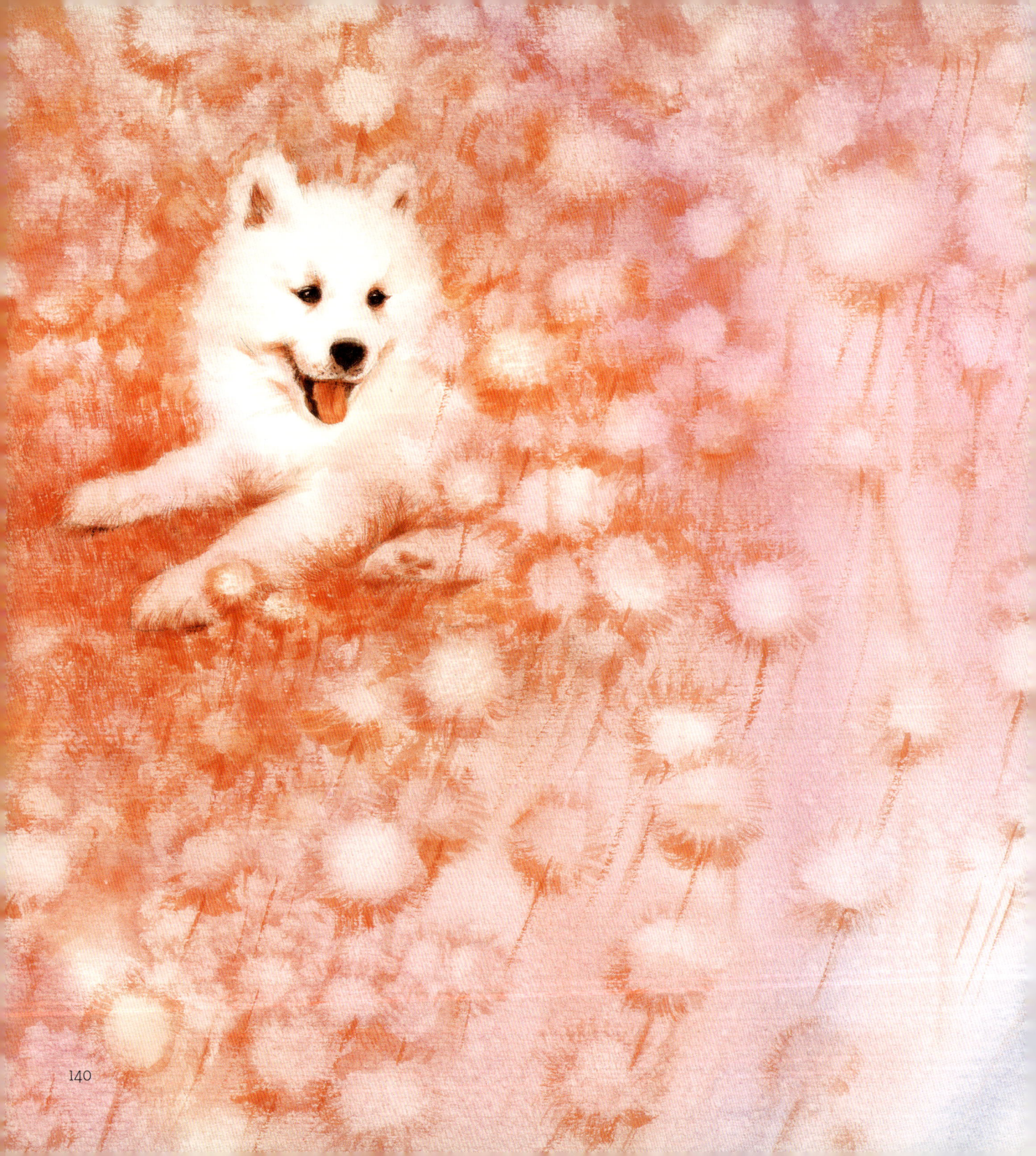

# 즐거운 흰둥이

왕이전(王宜振)

좋은 꿈을 꾸는지
흰둥이의 얼굴에 미소가 번집니다.

꿈속에서 민들레가
골짜기에도 한가득, 언덕에도 한가득
한 손에 조그만 우산을 들고는
누군가를 기다립니다.

바람아 잠깐만!
지나가는 봄바람에게
민들레가 말을 겁니다.

봄바람은 학교에 간다며
늦었다고 손을 내젓고
바쁘다고 고개를 흔들고
가버립니다.

흰둥아 잠깐만!
혀를 내민 흰둥이에게
민들레가 말을 겁니다.

나를 좀 불어주렴
멀리 여행을 떠날 수 있게.
나를 좀 불어주렴
새로운 곳으로 갈 수 있게.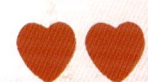

*Dear Baby*

_____

_____

# 만남

쉐웨이민(薛卫民)

풀밭에서 나무까지는 멀고도 멀어요.
그 먼 길을 걸어
작은 달팽이가 여기까지 올라왔네요.

나무에 올라가기는 너무도 어려워요.
그 어려운 길을
작은 달팽이가 이기고 왔네요.

작은 달팽이가 느릿느릿 기어갑니다.
그 느린 걸음으로
작은 달팽이가 여기까지 올라왔네요.

얼마나 멀리 왔니?
얼마나 어렵게 왔니?
얼마나 천천히 왔니?

*Dear Baby*

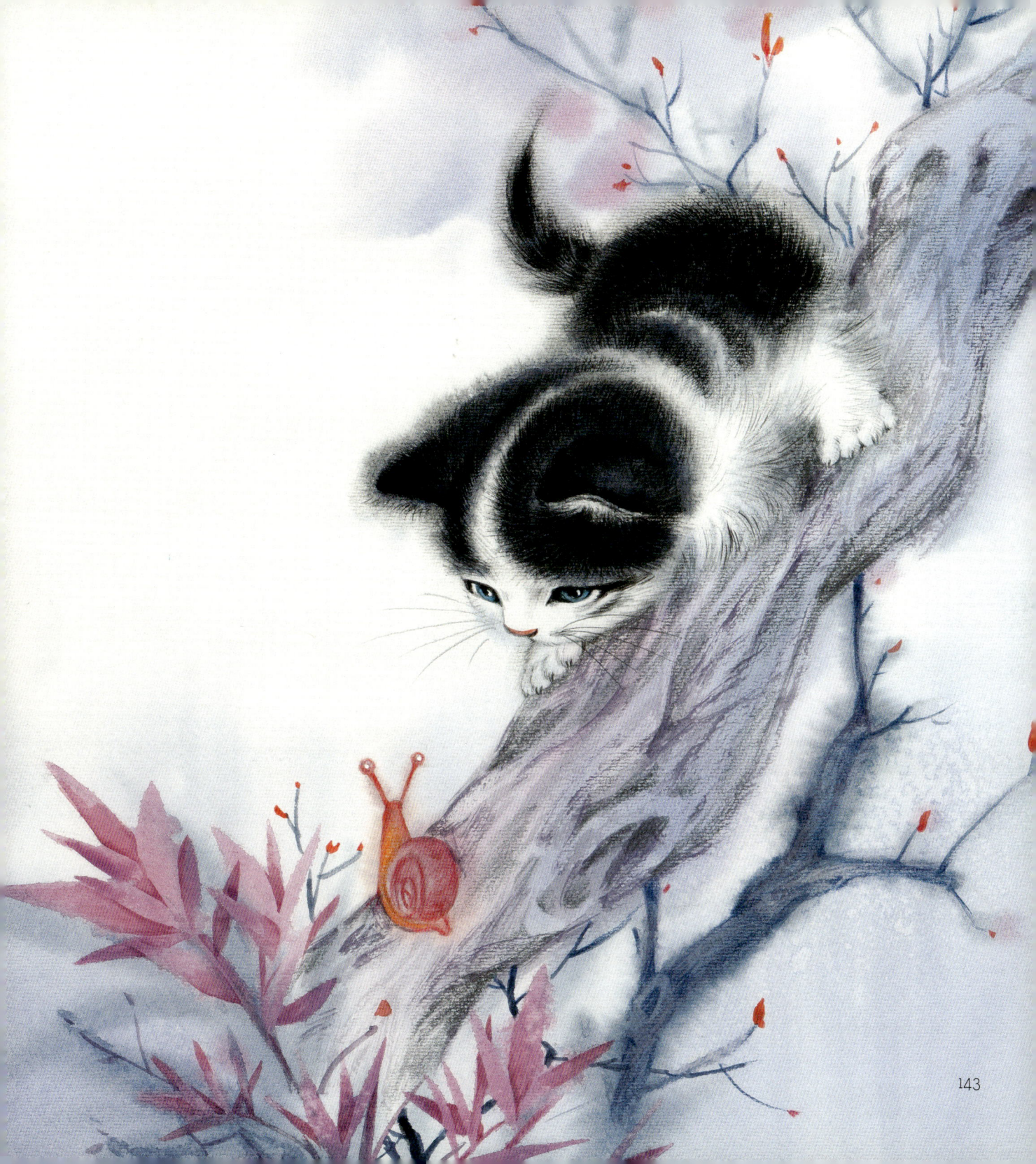

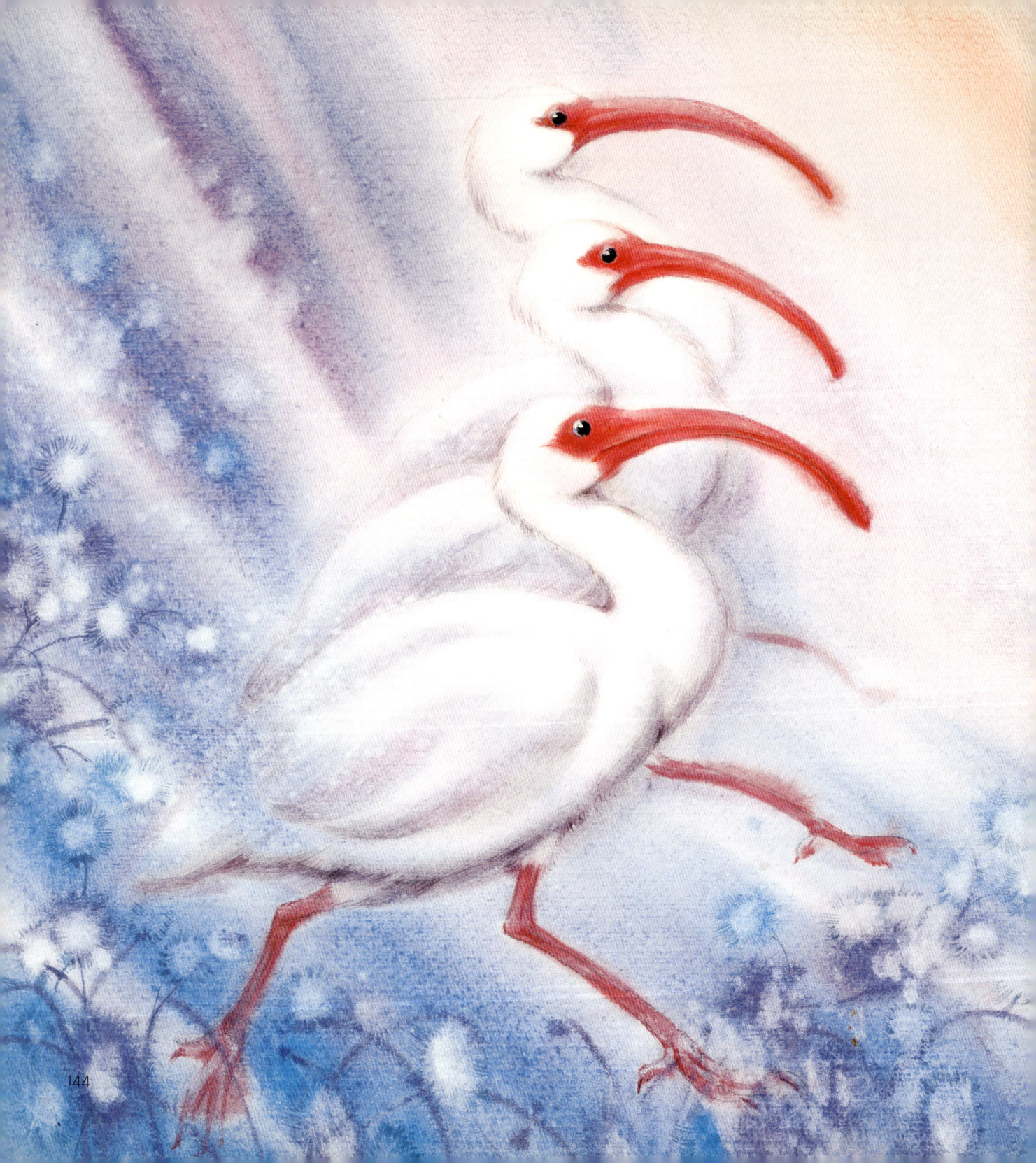

# 무용 수업

왕리춘(王立春)

뛰어올라, 친구들아
우리가 바로 들판의 무용수들!

누가 우리의 선생님이지?
바로 이 대지가 가르쳐줬지.
무용 신발을 신지 않아도 멋지게 점프하는 법을.

누가 우리의 선생님이지?
바로 저 구름이 가르쳐줬지.
치마를 입지 않고도 가볍게 날아오르는 법을.

누가 우리의 선생님이지?
바로 저 바람이 가르쳐줬지.
아름다운 음악에 슬며시 날개를 맡기는 법을.

*Dear Baby*

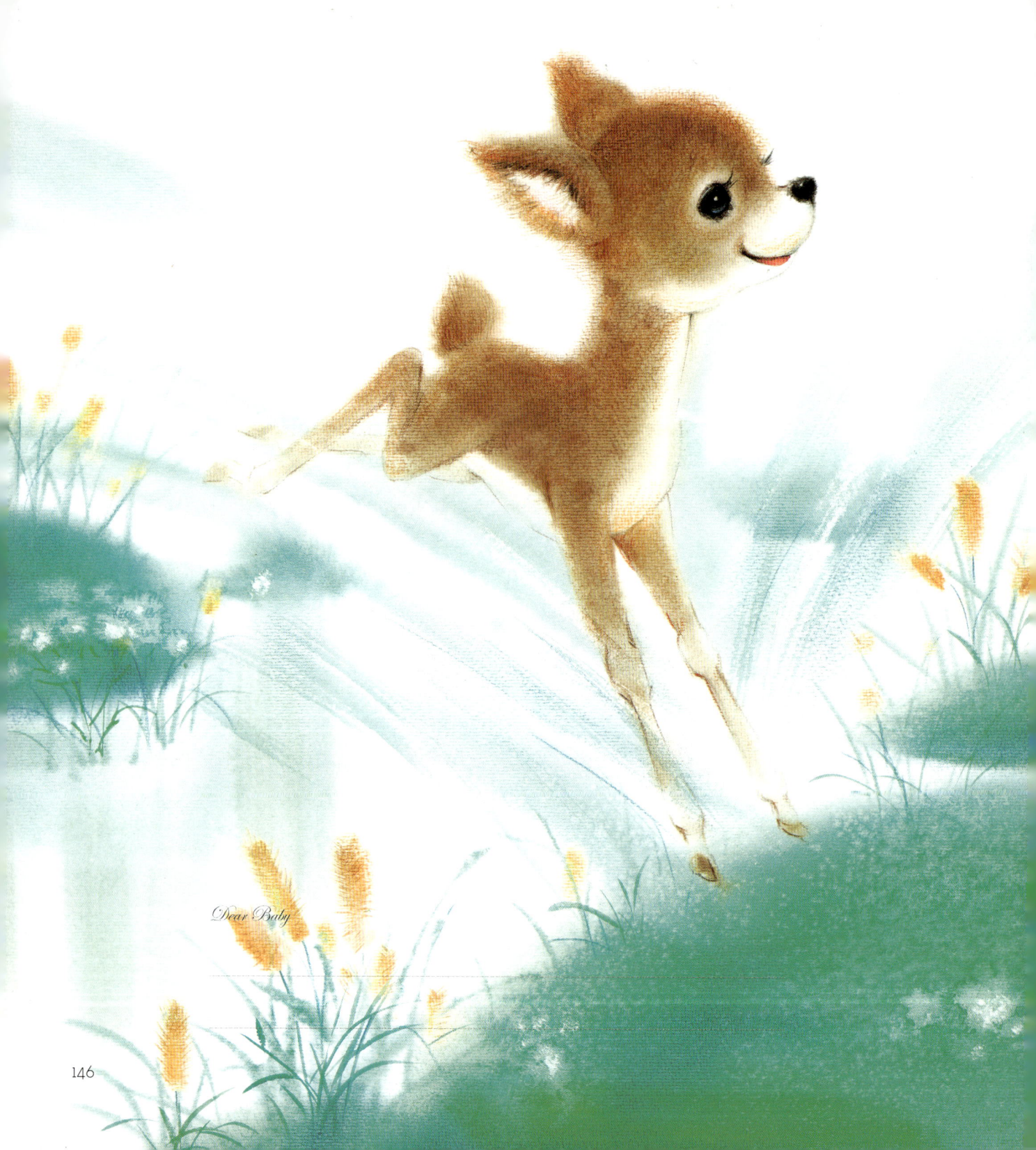

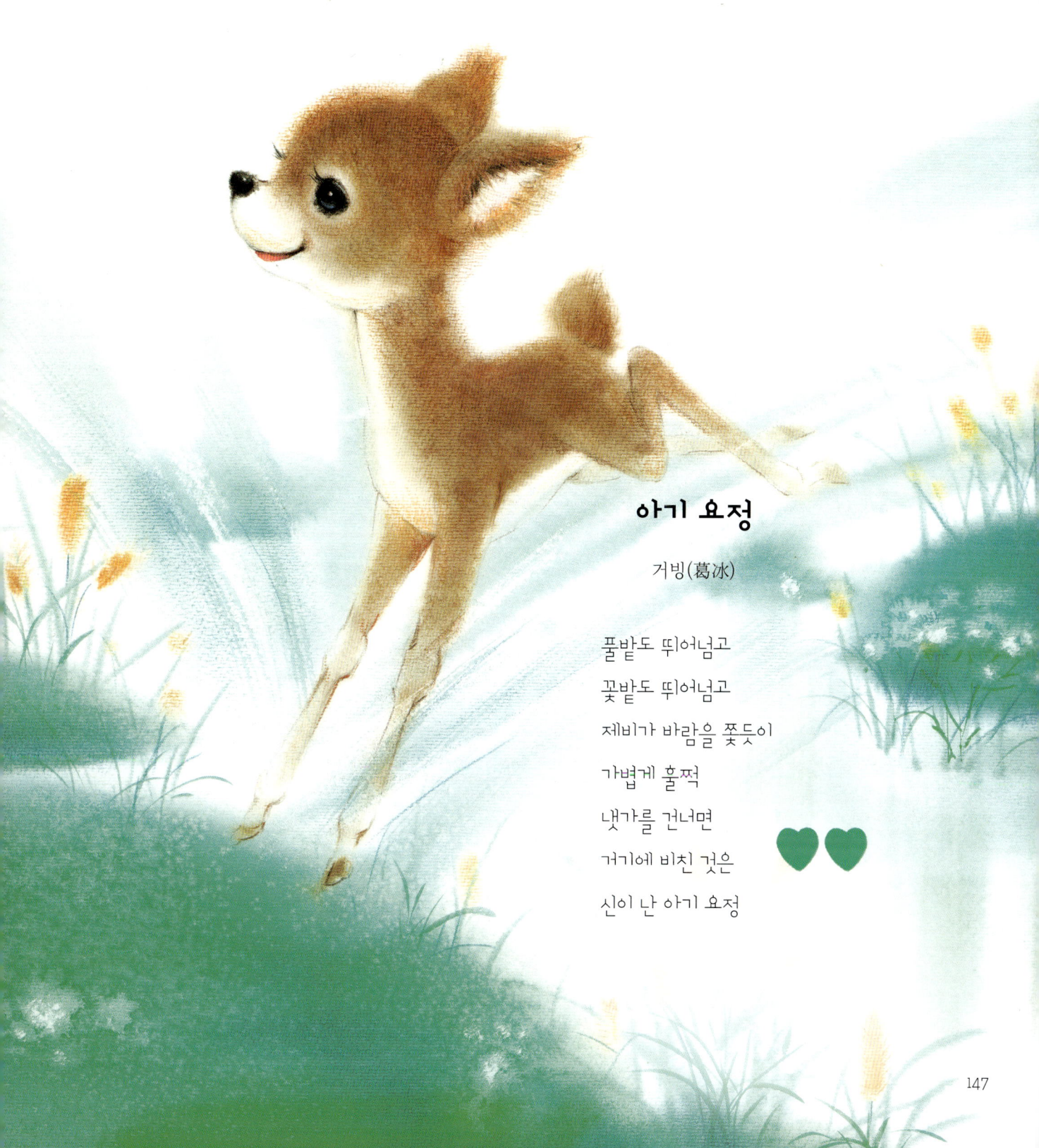

## 아기 요정

거빙(葛冰)

풀밭도 뛰어넘고
꽃밭도 뛰어넘고
제비가 바람을 쫓듯이
가볍게 훌쩍
냇가를 건너면
거기에 비친 것은
신이 난 아기 요정

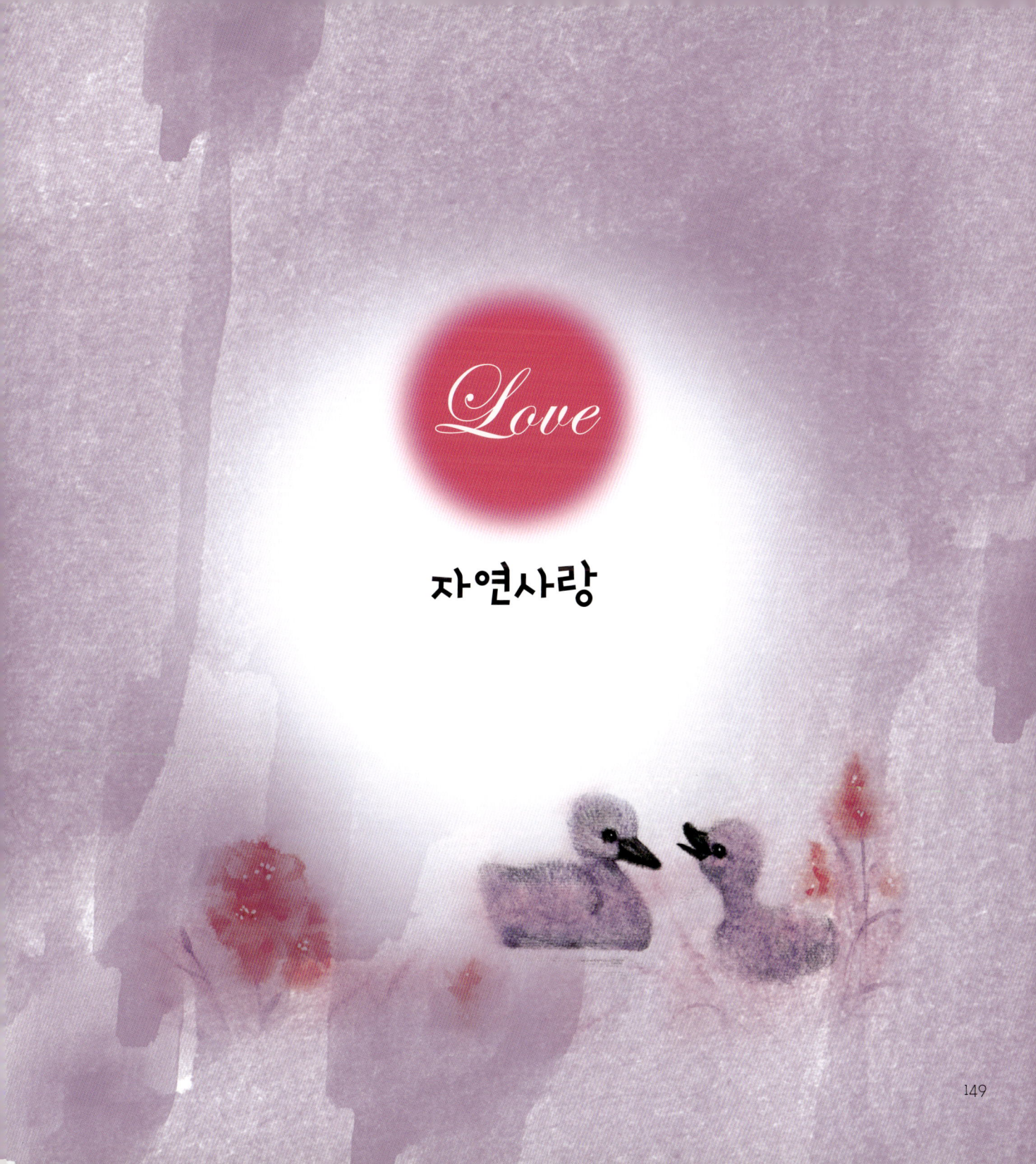

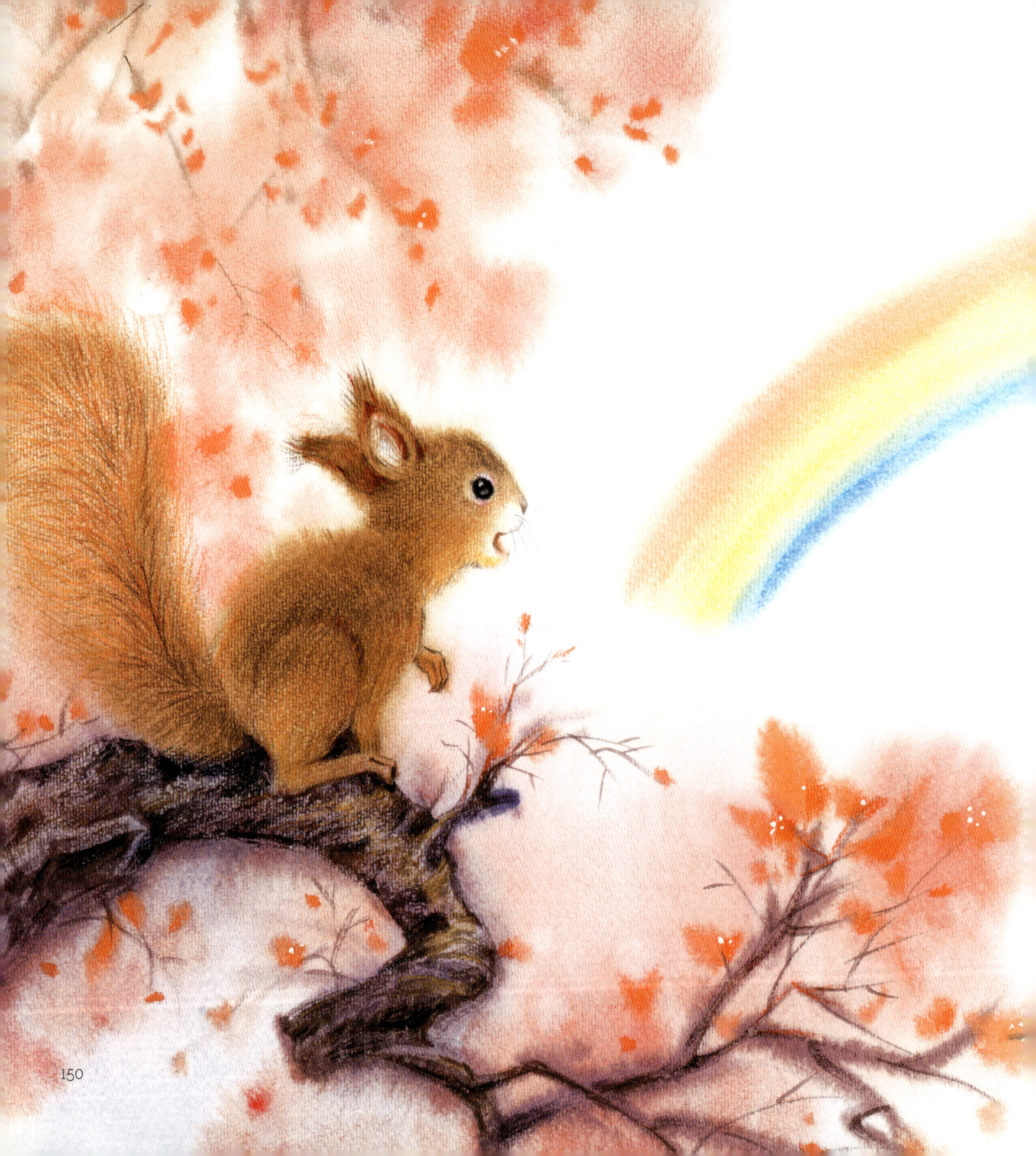

## 가장 아름다운 시절

런룽룽(任溶溶)

어린 시절이 가장 아름답지요

매일매일이 새로우니까

방금 세상에 왔으니

무엇인들 신기하지 않으려고요?


낮에는 해님이

밤에는 달님이

비 온 후에는 무지개가

그리고 셀 수 없는 동물친구들까지.


어른들은 신기한 이 모든 것들이 놀랍지 않나요?

동심으로만 느낄 수 있는

그 아름다운 시간들

정말로 그립습니다!


*Dear Baby*

## 얼음 꽃

판파쟈(樊发稼)

북풍이 휘익휘익 불고,

하늘에선 큰 눈이 쏟아집니다.

눈 내린 뒤의 세상은 정말 아름다워요.


저 강인한 소나무에게 배웁니다.

겨울 추위도 아랑곳 않고

눈 덮인 추운 세상에서 웃는 방법을.

*Dear Baby*

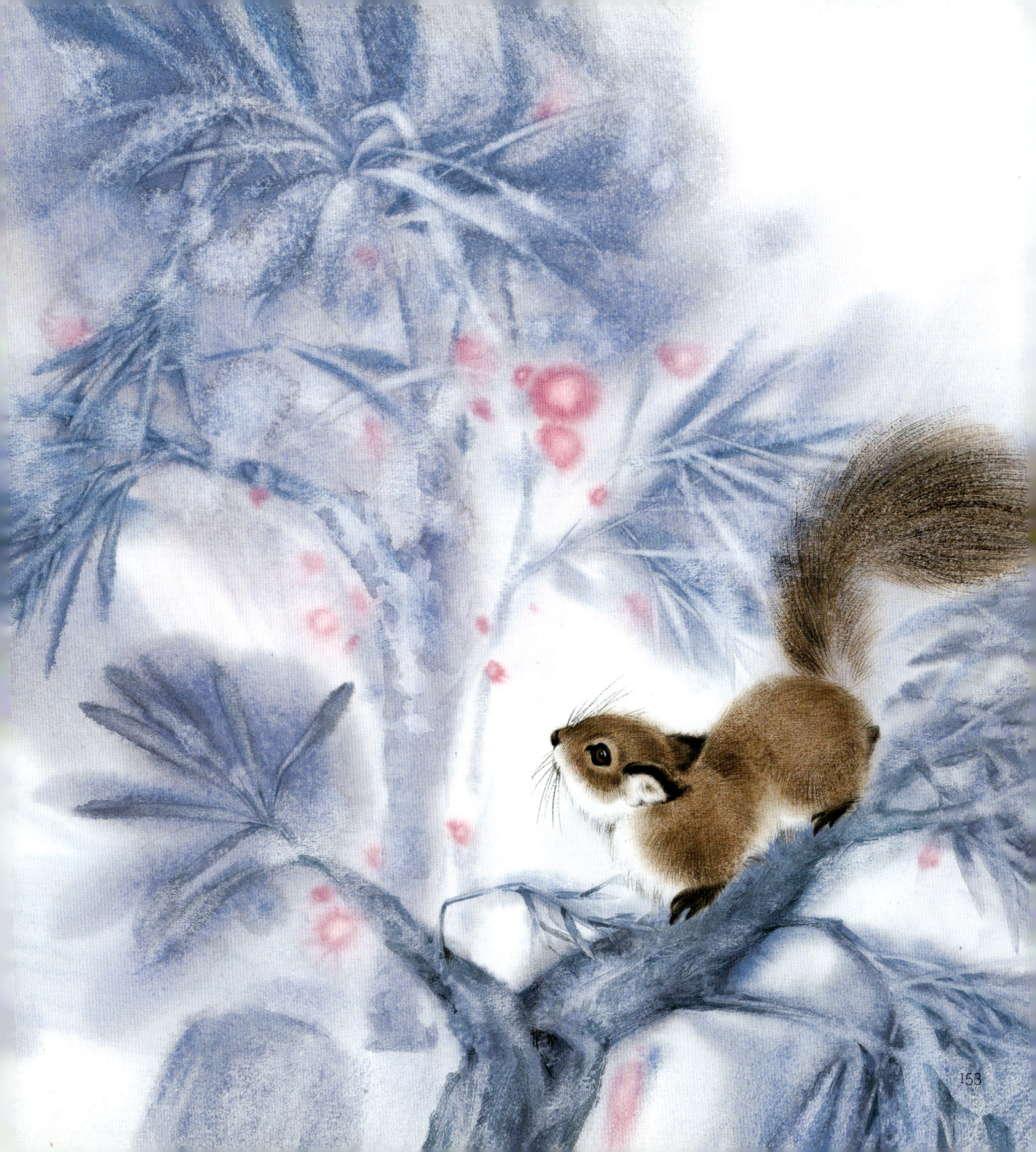

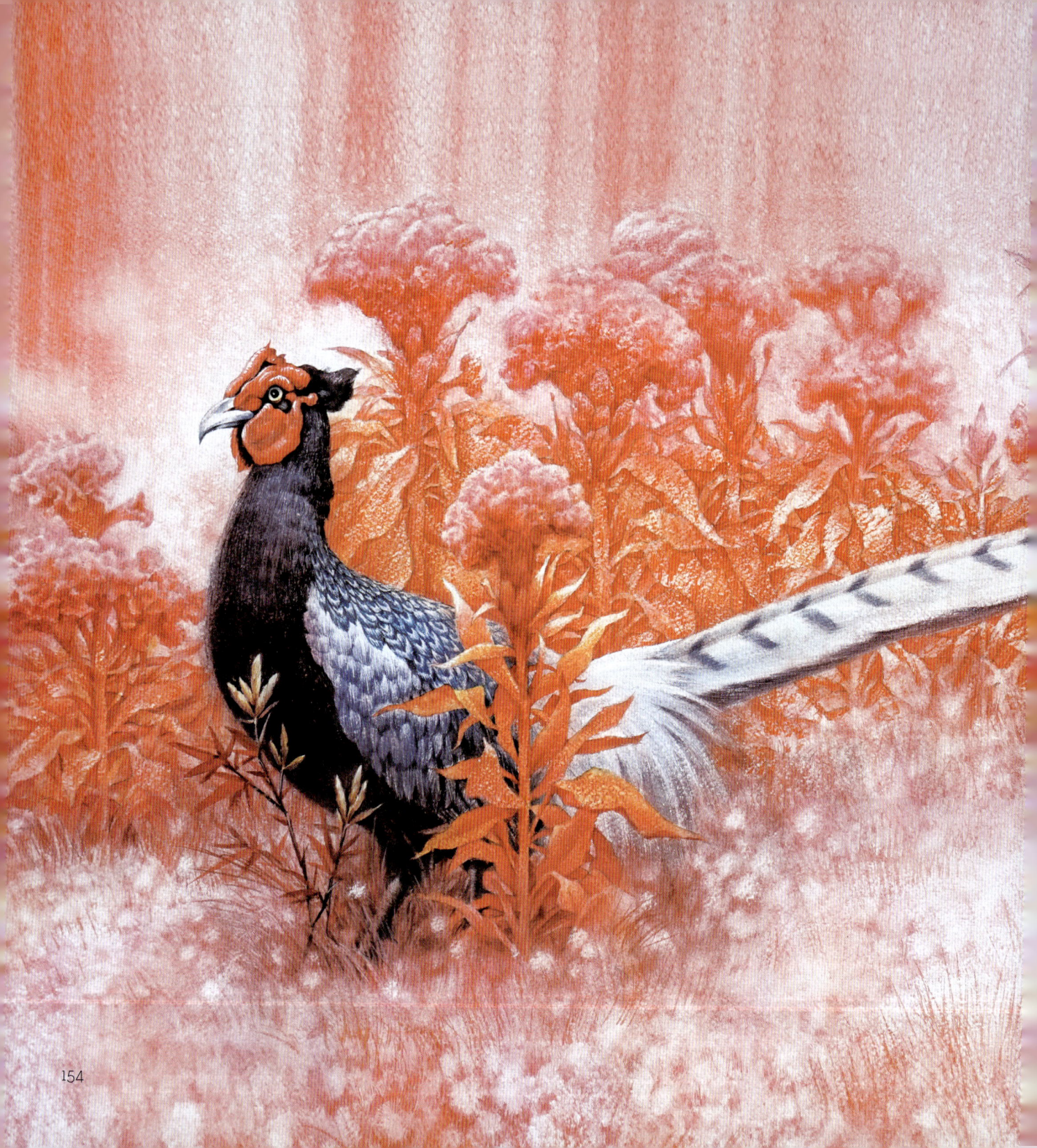

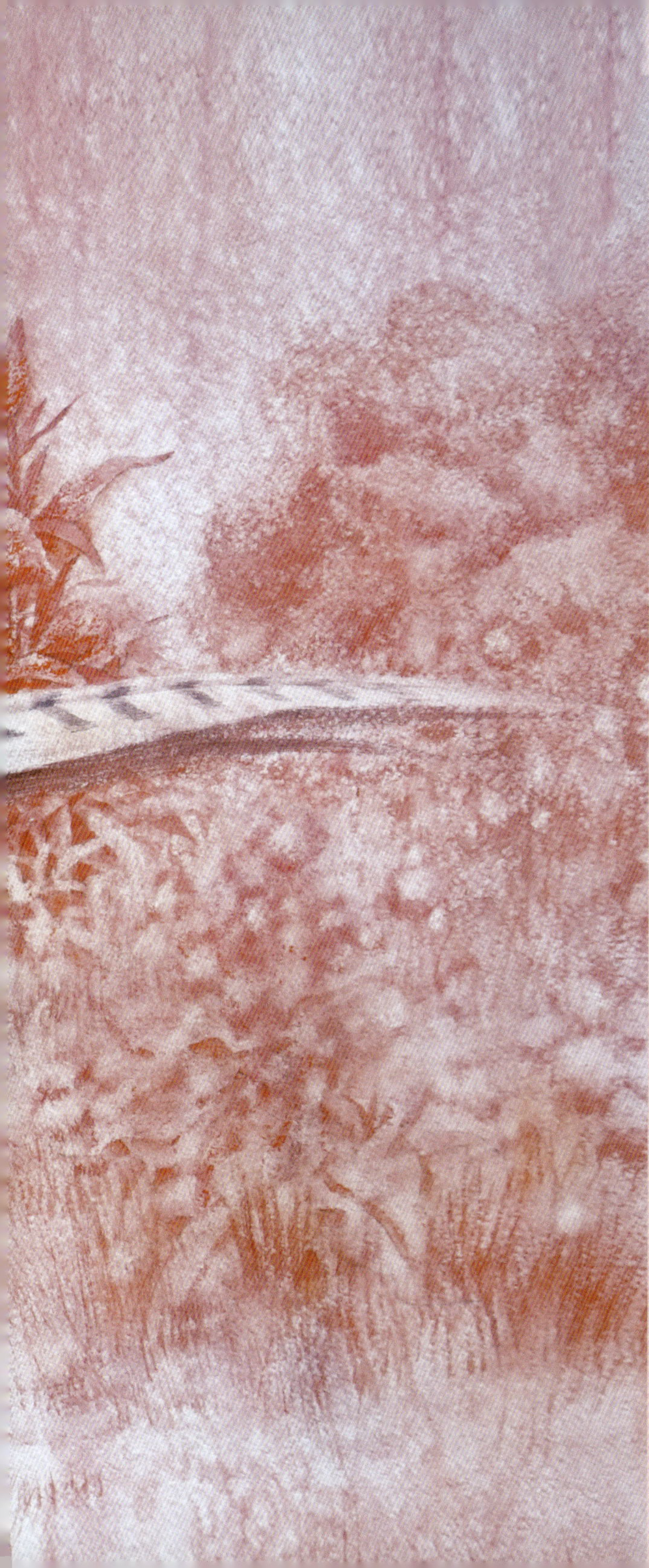

## 아름다운 약속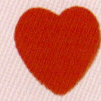

쉬루(徐魯)

하늘과 땅 사이에

너의 자유와 평안이


꽃과 나무 사이에

너의 행복과 사랑이


가을과 겨울 사이에

나의 축복과 그리움이


*Dear Baby*

## 자장자장 아기고양이

류빙준(刘丙钧)

자장자장 아기고양이

벌침을 쏠 벌들도 없단다.

날아다니는 저 나비도 상대하지 말고.


자장자장 아기고양이

풀밭은 푹신한 침대

달빛은 포근한 이불.


달콤하게 토닥토닥

달콤한 꿈을 꾸라고 토닥토닥.

*Dear Baby*

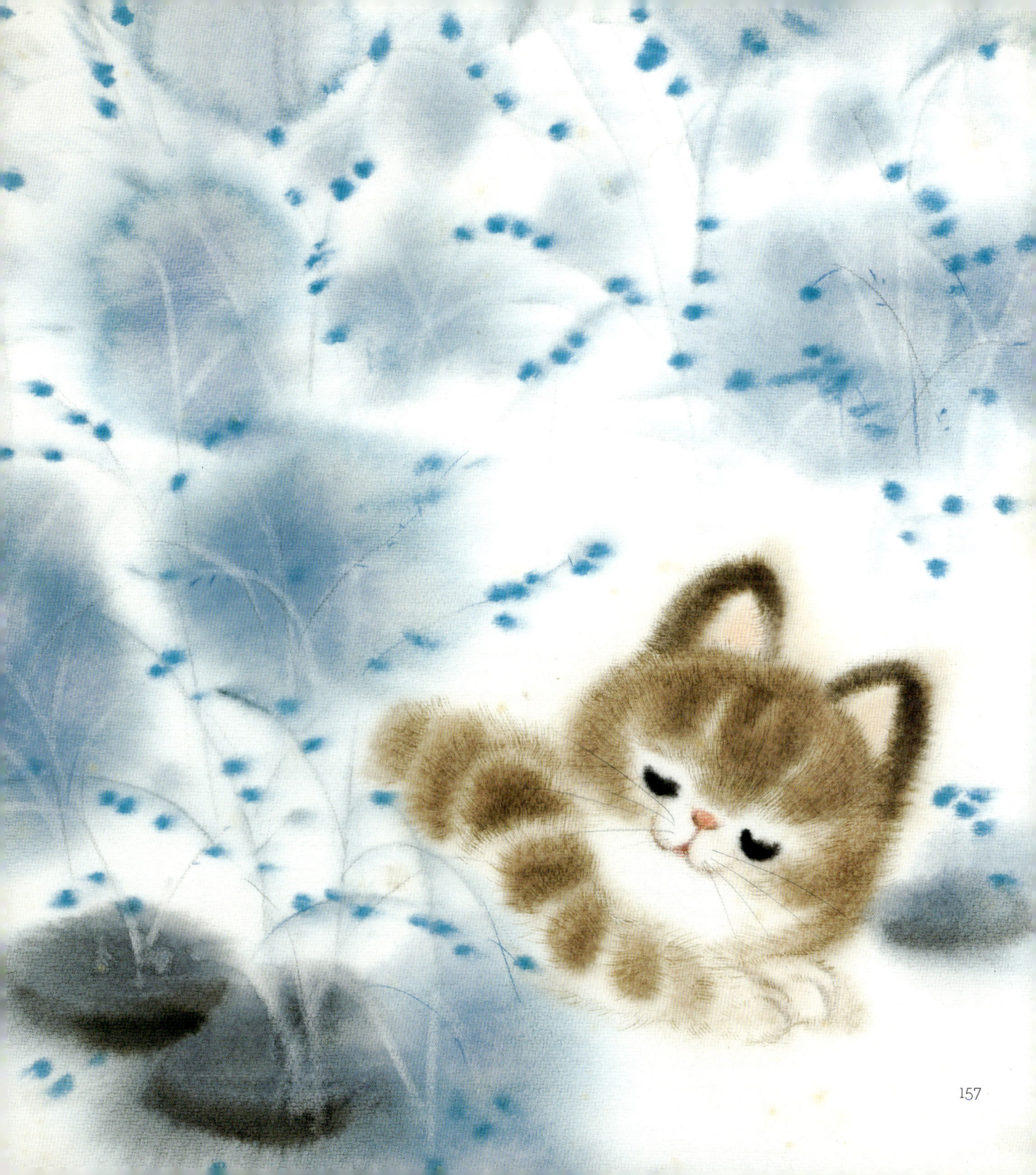

#  햇살

### 류빙준(刘丙钧)

바람,
살랑살랑 불어와 아기 사슴 쓰다듬고 갑니다.
엄마의 자애로운 눈길처럼

각양각색의 꽃과 풀들도
미풍 속에서 살며시 춤을 추네요.

햇살,
살며시 들어와서 아기 사슴 어루만집니다.
엄마의 자상한 미소처럼

각양각색의 꽃과 풀들
햇살 속에서 다 같이 노래하네요.

자상하고 자애로운
엄마의 사랑 노래.

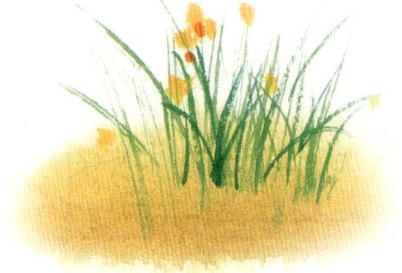

*Dear Baby*

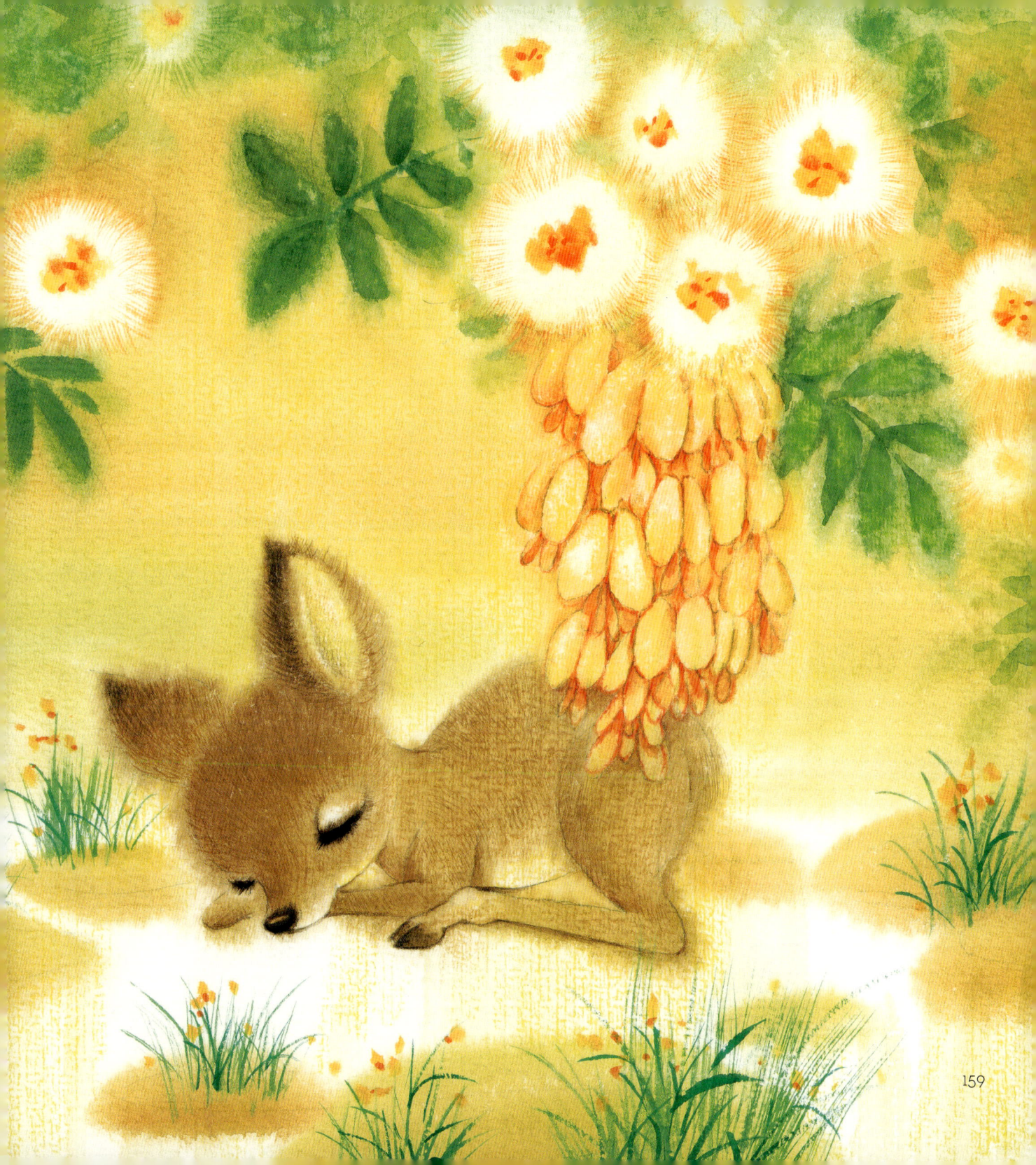

##  날고 싶은 다람쥐

장샤오난(张晓楠)

바람이 분다! 나는 믿어요.
내가 날 수 있다는 것을
나비처럼
벌처럼

햇빛이 찬란하게 비추면
세상의 모든 꽃들
다투듯 피어납니다.

바람이 불면
자세를 가다듬고
꼬리를 날개처럼 펼쳐봅니다
꿈꾸던 항해를 위해서.

*Dear Baby*

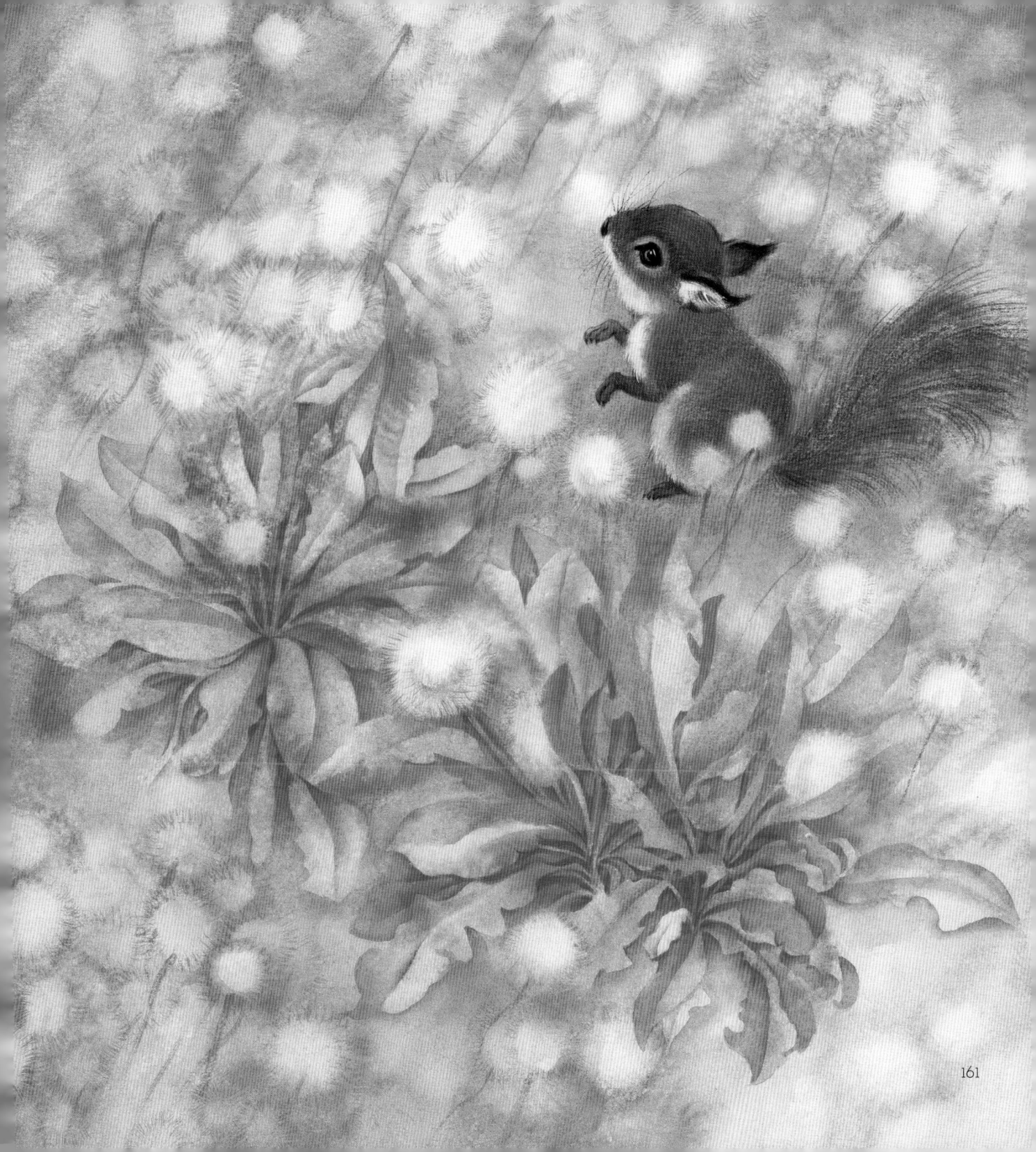

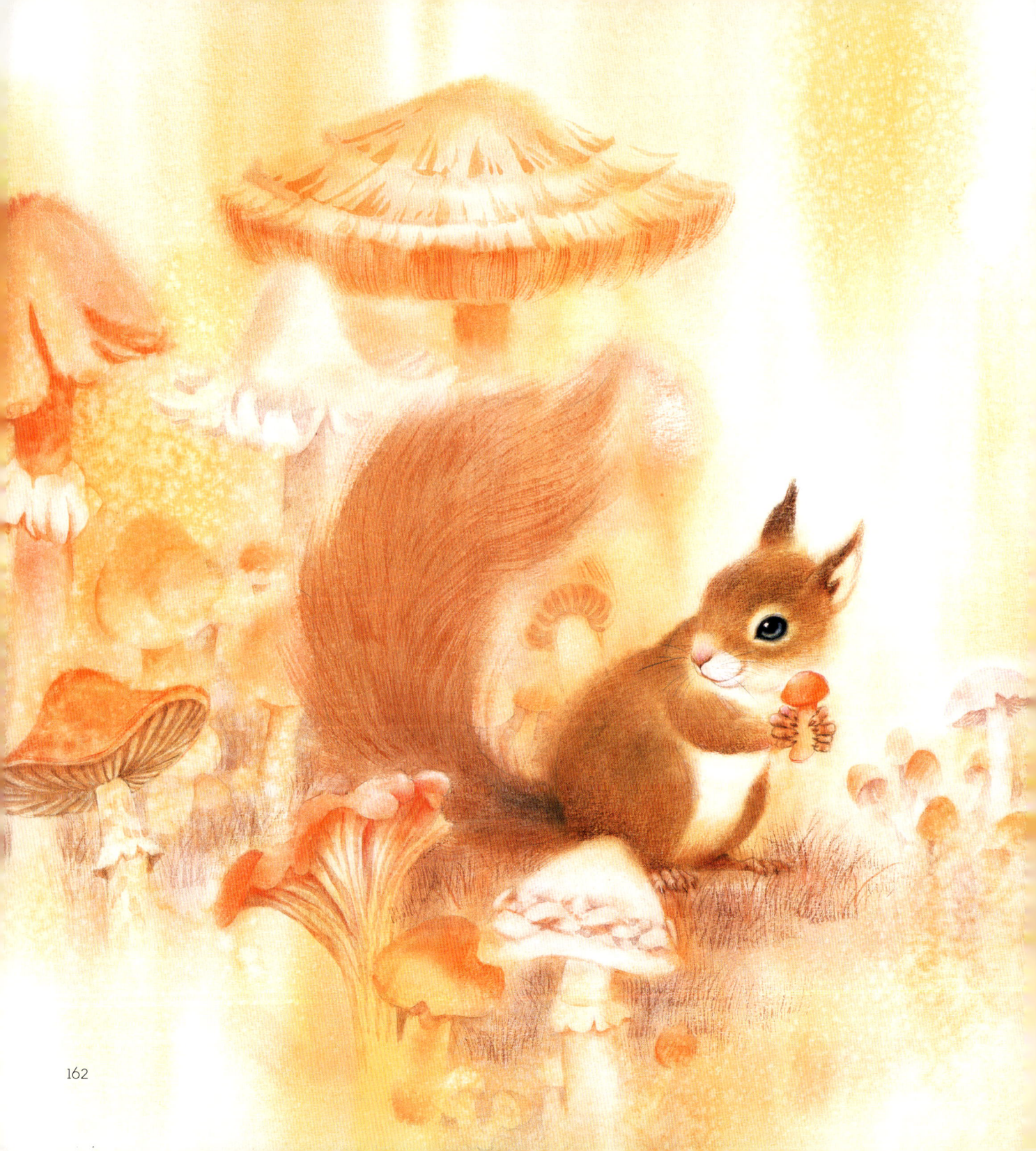

## 나는 네가 좋아

### 왕리춘(王立春)

다람쥐야

무엇을 찾니?

내가 바로

작은 버섯이란다.

나는 왠지 네가 좋아,

나를 맛보렴.

내가 바로

작은 버섯이란다.

*Dear Baby*

_____

_____

## 이렇게 지켜보면

**왕리춘(王立春)**

이렇게 오래오래 지켜보니

너는 싹을 틔우고

이렇게 오래오래 지켜보니

너는 꽃을 피우고

이렇게 오래오래 지켜보면

어느새 너는 나, 나는 너

*Dear Baby*

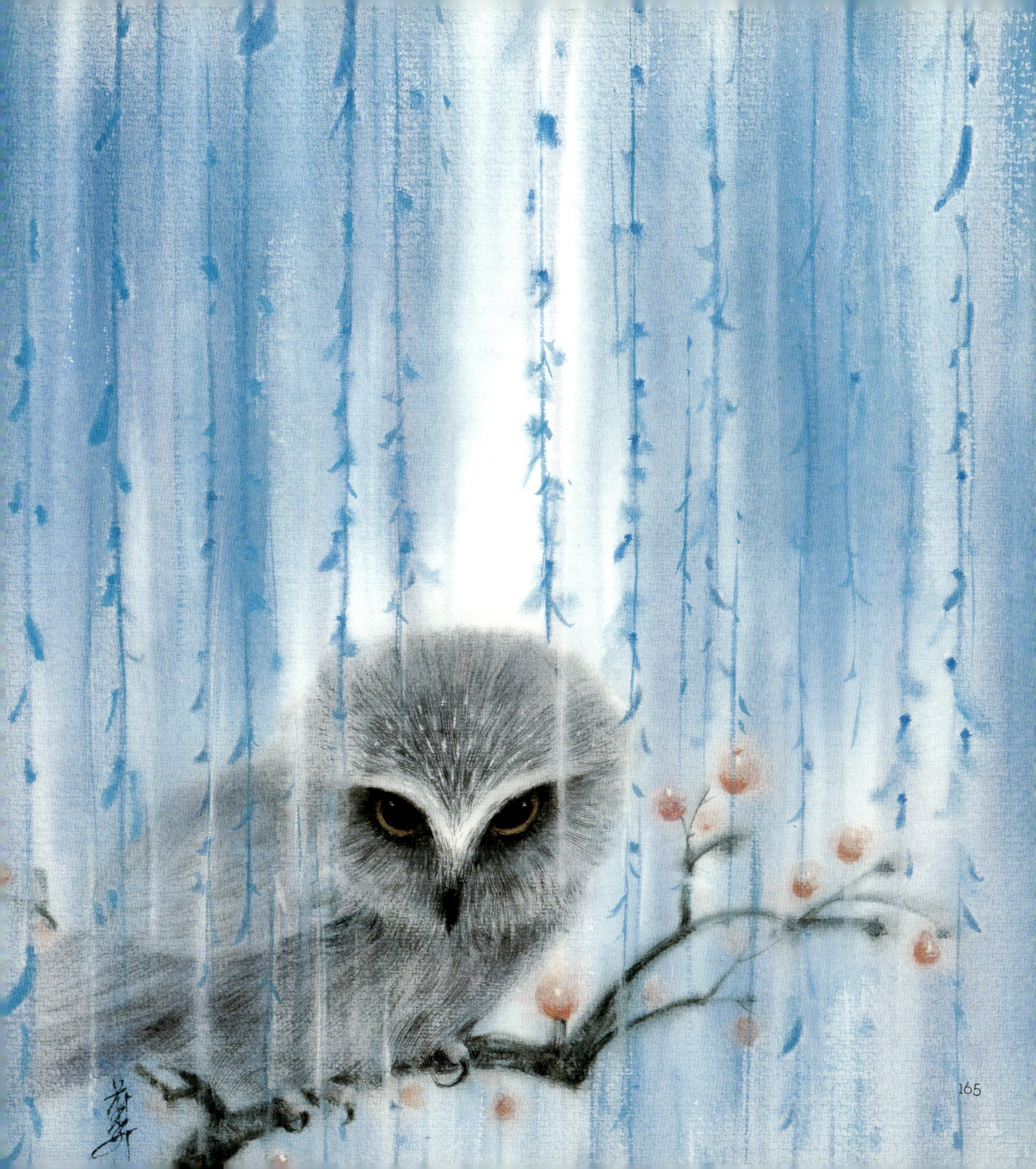

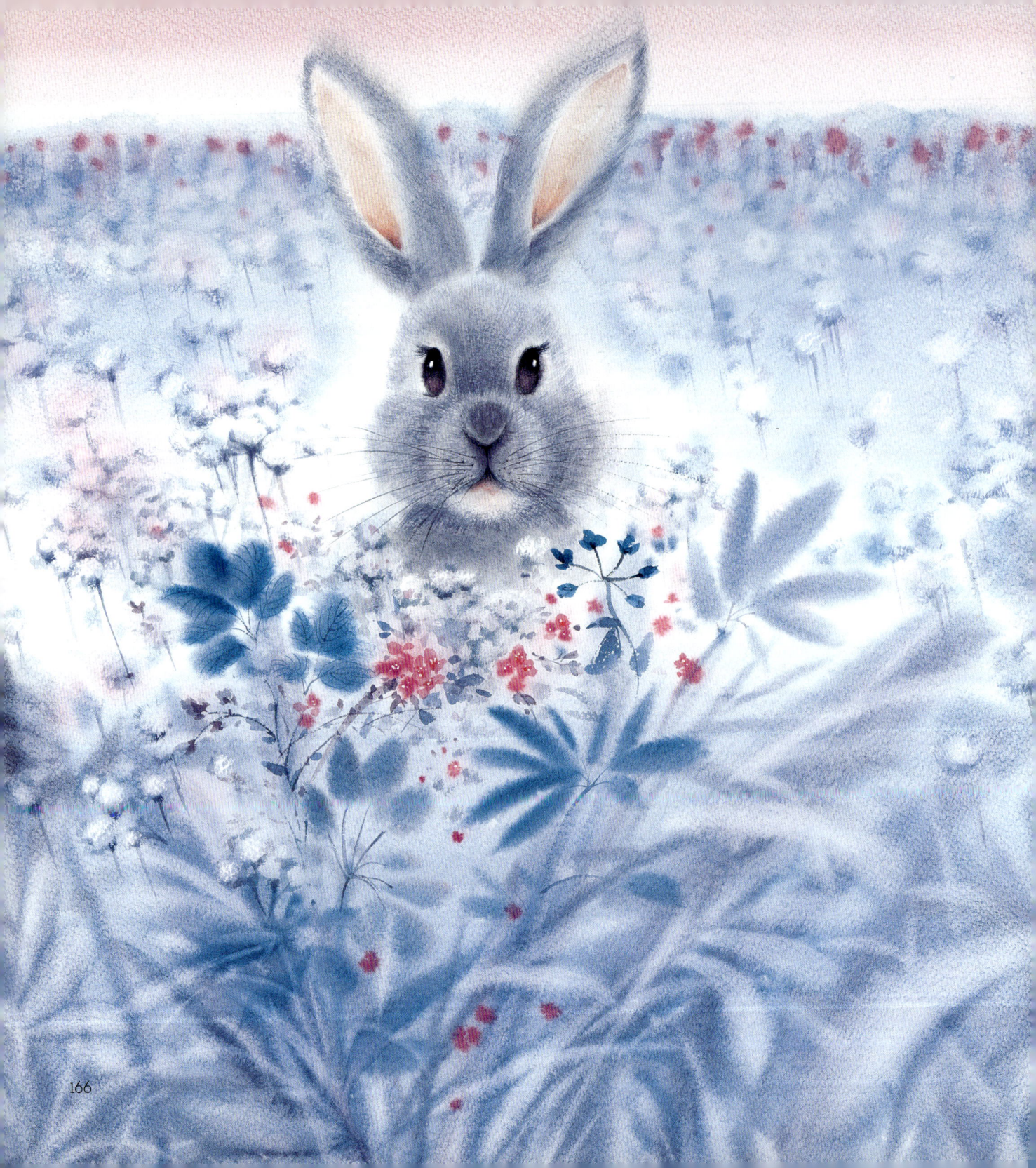

# 달빛 꽃

### 왕리춘(王立春)

달빛이 쏟아집니다.

풀숲이 그 빛을

꿀꺽 꿀꺽 마시고는

달빛 꽃 송이송이 피어냅니다

푸른 기와처럼 늘어선 창포꽃들

하얗게 빛나는 치자꽃들

분 바른 듯 여기저기 피어 있는 야생 데이지

그 사이로 회색 토끼꽃 하나가 고개를 내밉니다.

*Dear Baby*

##  작은 새와 꽃

### 왕리춘(王立春)

꽃은 작은 새에게 노래를 배우고
작은 새는 꽃에게 꽃 피우는 법을 배웁니다.

아름다운 좋은 친구들
이렇게 서로를 따라하면

꽃은 노래 부르는 작은 새
작은 새는 향기로운 꽃이 됩니다.

*Dear Baby*

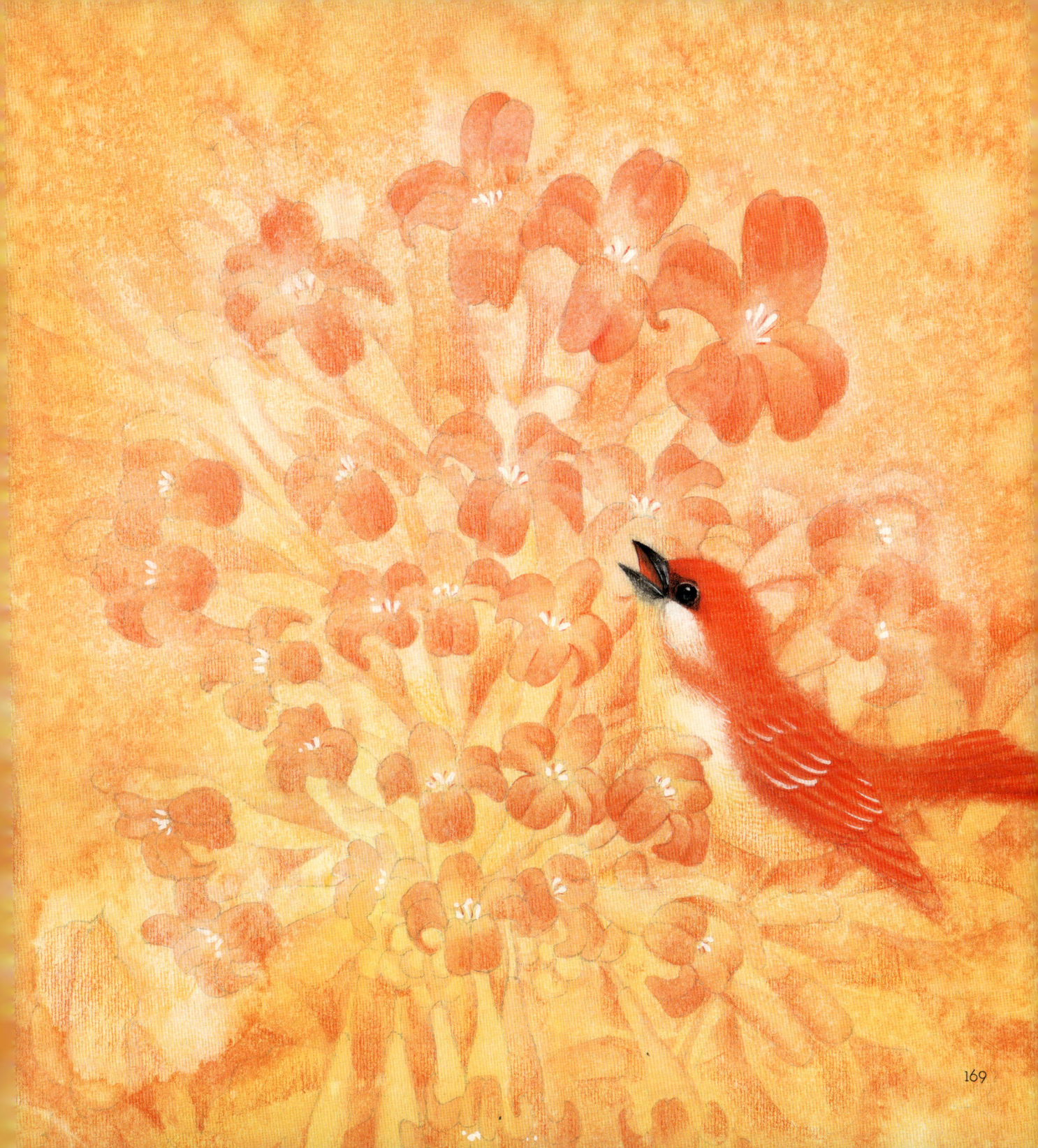

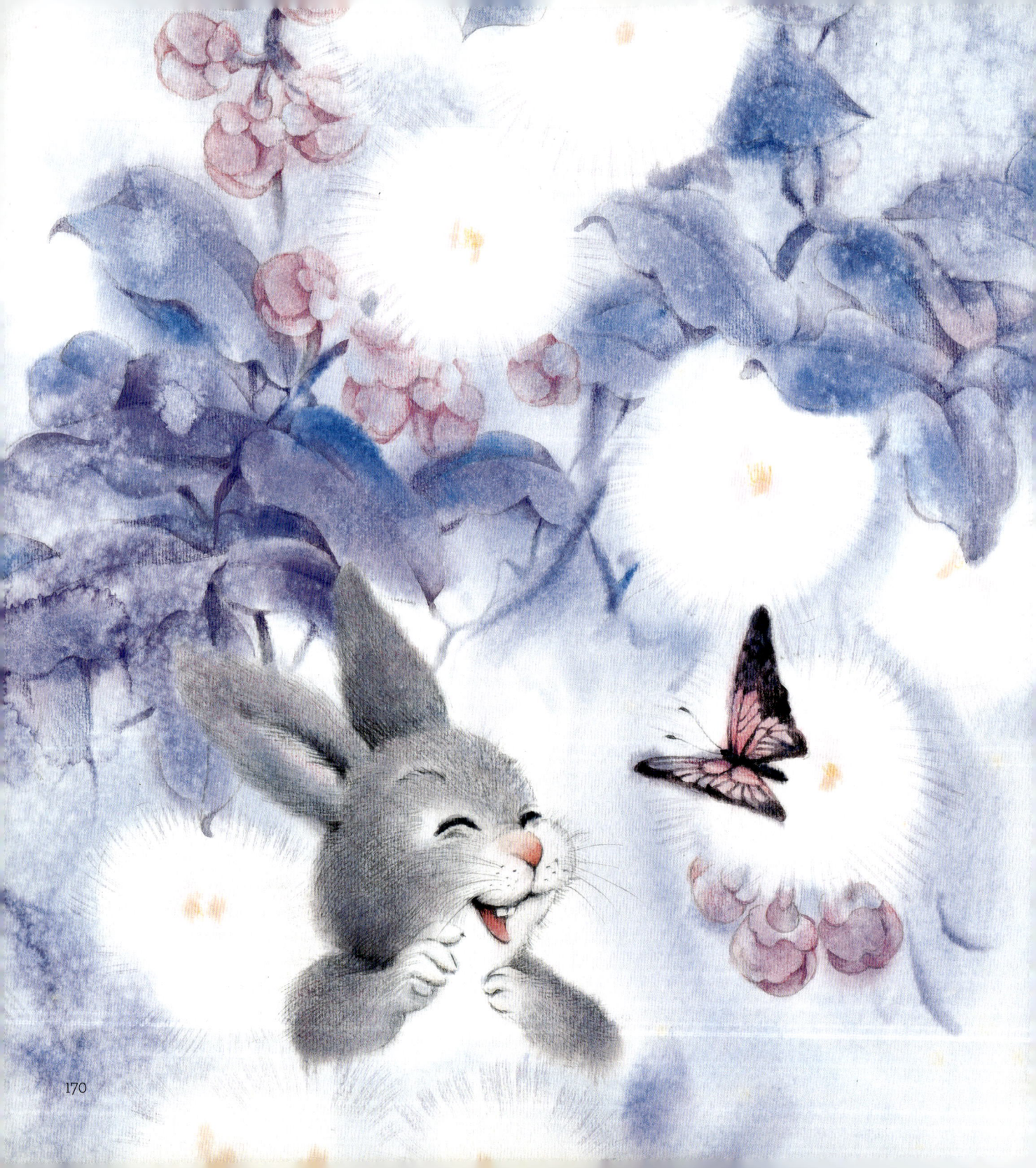

## 토끼의 귓속말

### 산잉치(单瑛琪)

나의 귓속말
꽃 속에 숨겨요.
여기에는 한 마디 말을
저기에는 한 송이 꽃을
나비가 그것을 찾아내고는
누가 여기에 숨겼냐고 묻네요.
수다쟁이 내가 그랬죠.
마음속에 담아 둘 수 없어서.

*Dear Baby*

## 물에 빠진 달님

산잉치(单瑛琪)

달님이 호수에 빠졌어요.
호수가 차가워 달님도 추워요.
재빨리 건져서 나무 위에 걸어 두고
달빛에 말려봅니다.

*Dear Baby*

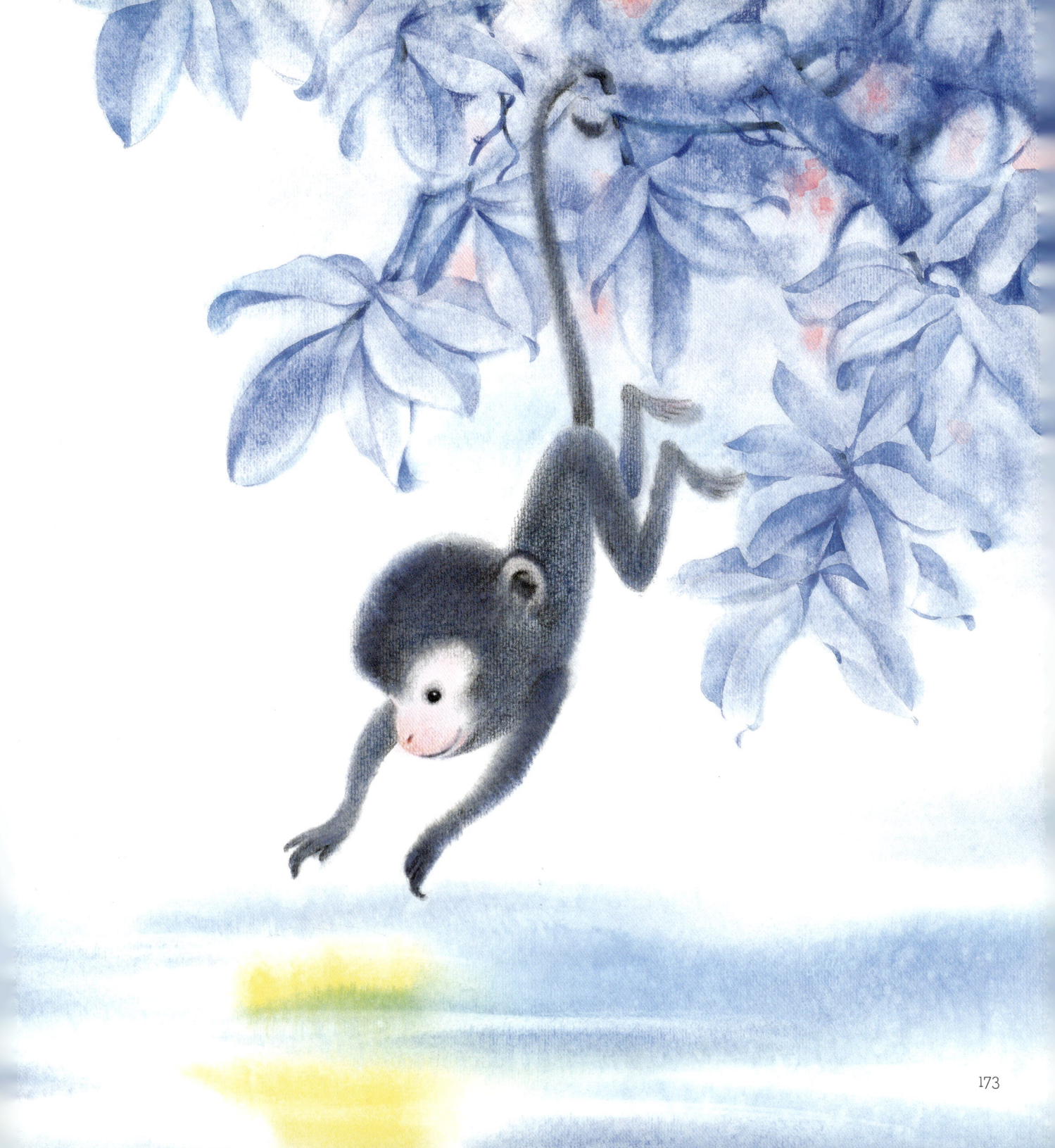

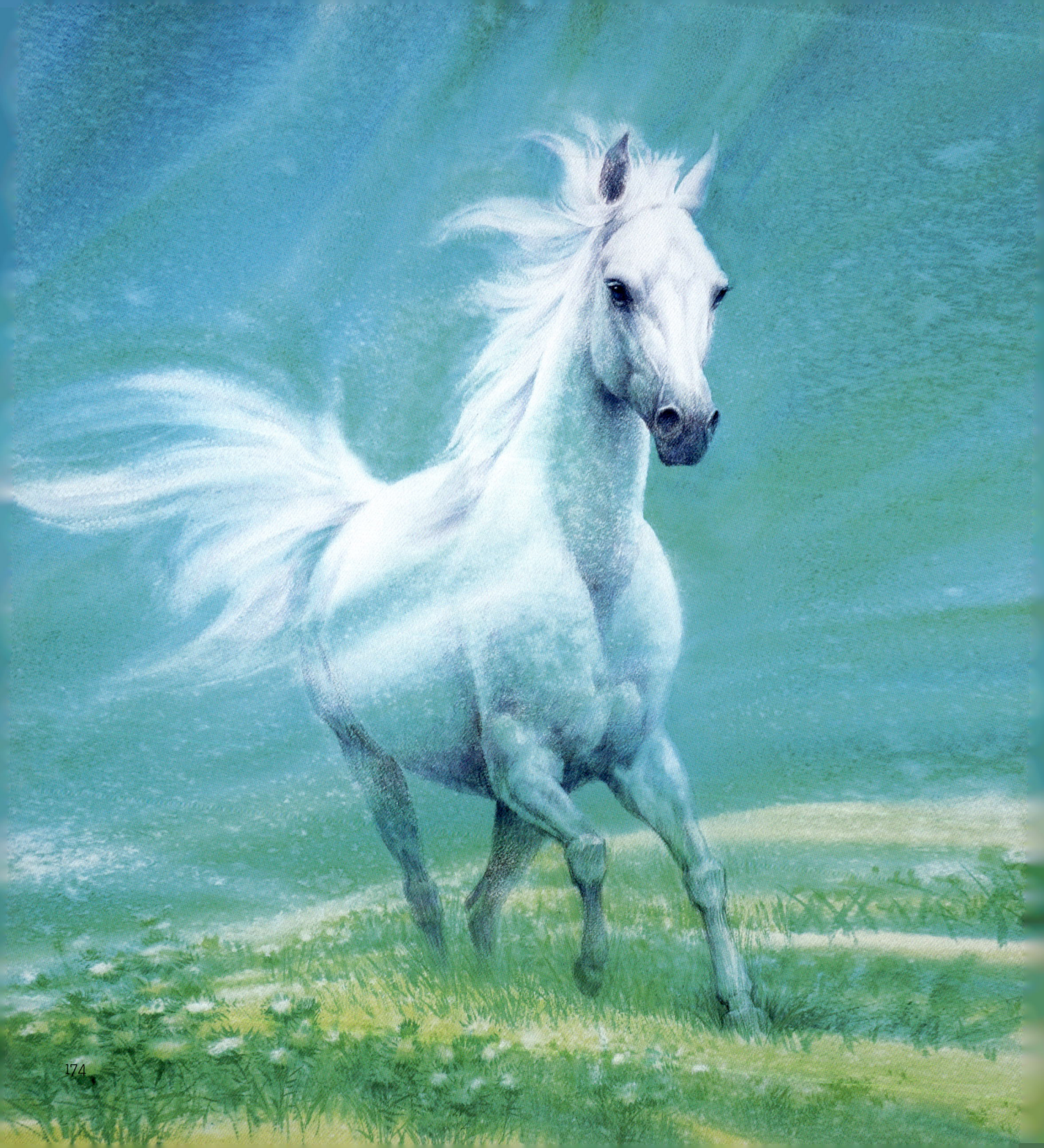

## 사랑

산잉치(单瑛琪)

나는 바람의 아들
초원의 정령

평화의 사절
먼 곳에서 오는 초청장

미의 화신
사랑의 다리

이 사랑을 위해
비바람 속에서 길을 재촉합니다.

*Dear Baby*

# 당신을 지켜봅니다

진보(金波)

당신을 지켜보며
기다립니다, 영원히.

꽃이 피어나는 것을 지켜보고,
씨가 맺는 것도 지켜보고,
다시 씨가 뿌려지는 것도 지켜보며,
지금부터 하루하루 이렇게
꽃이 피는 봄날까지.

그렇게 또 한 해 한 해가 모여
영원이 될 때까지……

*Dear Baby*

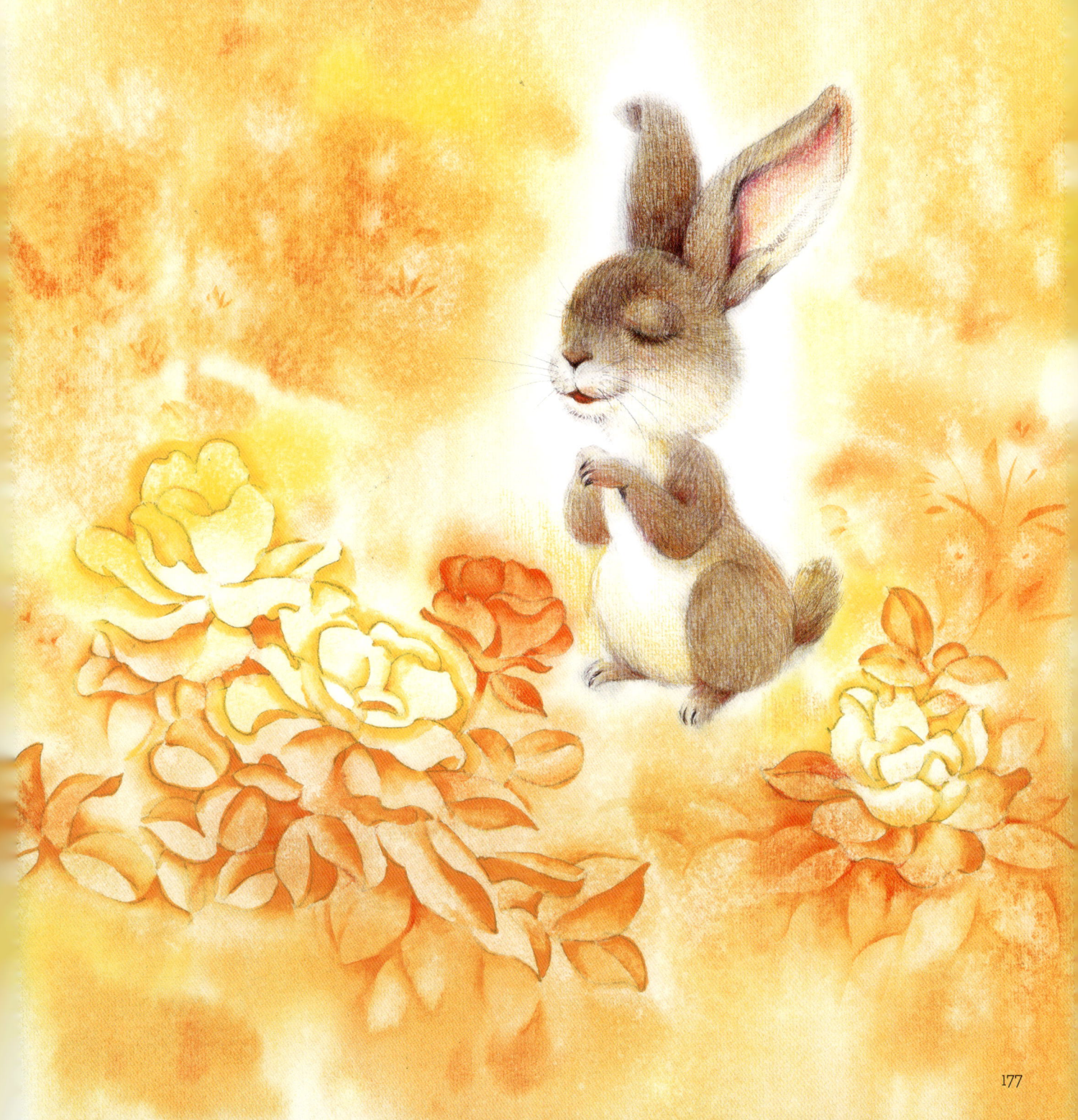

## 지은이 소개

**런룽룽(任溶溶)**
중국의 저명한 번역가이자 동화작가이다.
국제안데르센 번역상, 제 2차 전국 아동문예창작평상 1등상, 첸보추이 아동문학상 걸출공헌상, 송칭링 아동문학상 특수공헌상, 국제아동서적연맹 번역상, 아시아아동문학상 그리고 제 9회 전국우수아동문학상을 수상했다.

**진보(金波)**
중국의 저명한 동화작가이자 시인이다. 국가 5대 프로젝트상, 제 1, 2, 3, 4, 6회 전국우수아동문학상, 송칭링 아동문학상을 수상했고 1992년 국제안데르센상 후보에 올랐다.

**판파쟈(樊发稼)**
중국의 저명한 평론가이자 시인이다. 1회 전국 아동문학이론평상 우수 전문서적상, 1회 전국우수아동문학상, 황금낙타상을 수상했다.

**거빙(葛冰)**
중국의 저명한 동화작가이자 중국 작가협회 회원이다. 1983년 동화를 창작한 이래로 지금까지 백여 작품을 출판하였고, 제2회 아동문학작품상, 송칭링 기금회 문학대상, 중국출판정부상, 국가 5대 프로젝트상을 수상했다.

**왕이전(王宜振)**
중국의 저명한 동화작가이자 중국 작가협회 회원이다. 국가 5대 프로젝트상, 제 5회 전국우수아동문학상, 송칭링 아동문학상, 전국우수어린이도서 1등상 등 다수의 문학과 도서대상을 수상했다.

**가오훙보(高洪波)**
중국의 저명한 동화작가이자 시인이다. 제 1, 3회 전국우수아동문학상, 제 9회 전국 5대 프로젝트상을 수상했다.

**류빙준(刘丙钧)**
중국의 저명한 동화작가이자 시인이다. 〈아동문학〉우수작품상, 제 2회 전국우수아동문학상을 수상했다.

**바이빙(白冰)**
중국의 저명한 동화작가이자 시인이다. 빙신아동도서신작상, 첸보추이아동문학상, 제 6회 전국우수아동문학작품상을 수상했고, 그의 동시 〈만약에〉 등은 초등학교 그리고 사범대학교 교재에 실렸다.

**쉐웨이민(薛卫民)**
중국의 저명한 동화작가이자 시인이다. 1회 빙신아동도서상 신작상, 제 2, 4회 전국우수아동문학상, 좡중원문학상을 수상했고, 그의 많은 시들이 초등학교 교재에 실렸다.

**쉬루(徐鲁)**
중국의 저명한 동화작가이자 시인이다. 제 3회 전국우수아동문학상, 중국도서상, 국가도서상, 빙신도서상을 수상했다.

**왕리춘(王立春)**
중국의 저명한 동화작가이자 시인이다. 랴오닝 작가협회 우수아동문학상, 빙신아동문학신작상, 첸보추이우수아동문학상, 신세기우수아동문학상, 제 6회 전국우수아동문학상을 수상했다.

**안우린(安武林)**
중국의 저명한 동화작가이자 출판인이다. 제 2회 장톈이 동화우화상 금상, 빙신 아동도서상, 제 9회 전국우수아동문학상을 수상했다.

**쉐타오(薛涛)**
중국의 저명한 동화작가이자 중국작가협회 회원이다. 첸보추이아동문학상, 빙신아동문학신작상, 송칭링 아동문학상, 제 5, 8회 전국우수아동문학상, 중국문화부 푸공잉상, 중국인구문화상 등을 수상했다. 〈노랑스카프〉, 〈한 소녀의 따뜻한 겨울〉 등 작품이 초중, 대학의 교재에 실렸으며 외국으로 번역되어 출판되었다.

**산잉치(单瑛琪)**
저명한 작가로서 작품으로는 〈장난꾸러기와 그들의 마법〉, 〈나의 첫 번째 일기〉 시리즈 등이 있으며 제 9회 전국우수아동문학상을 수상했다.

**싱사오난(张晓楠)**
중국의 저명한 작가이자 시인이다. 제 17회 빙신아동문학신작상, 제 7회 전국우수아동문학상, 산둥성우수아동문학상 영예상을 수상했다.

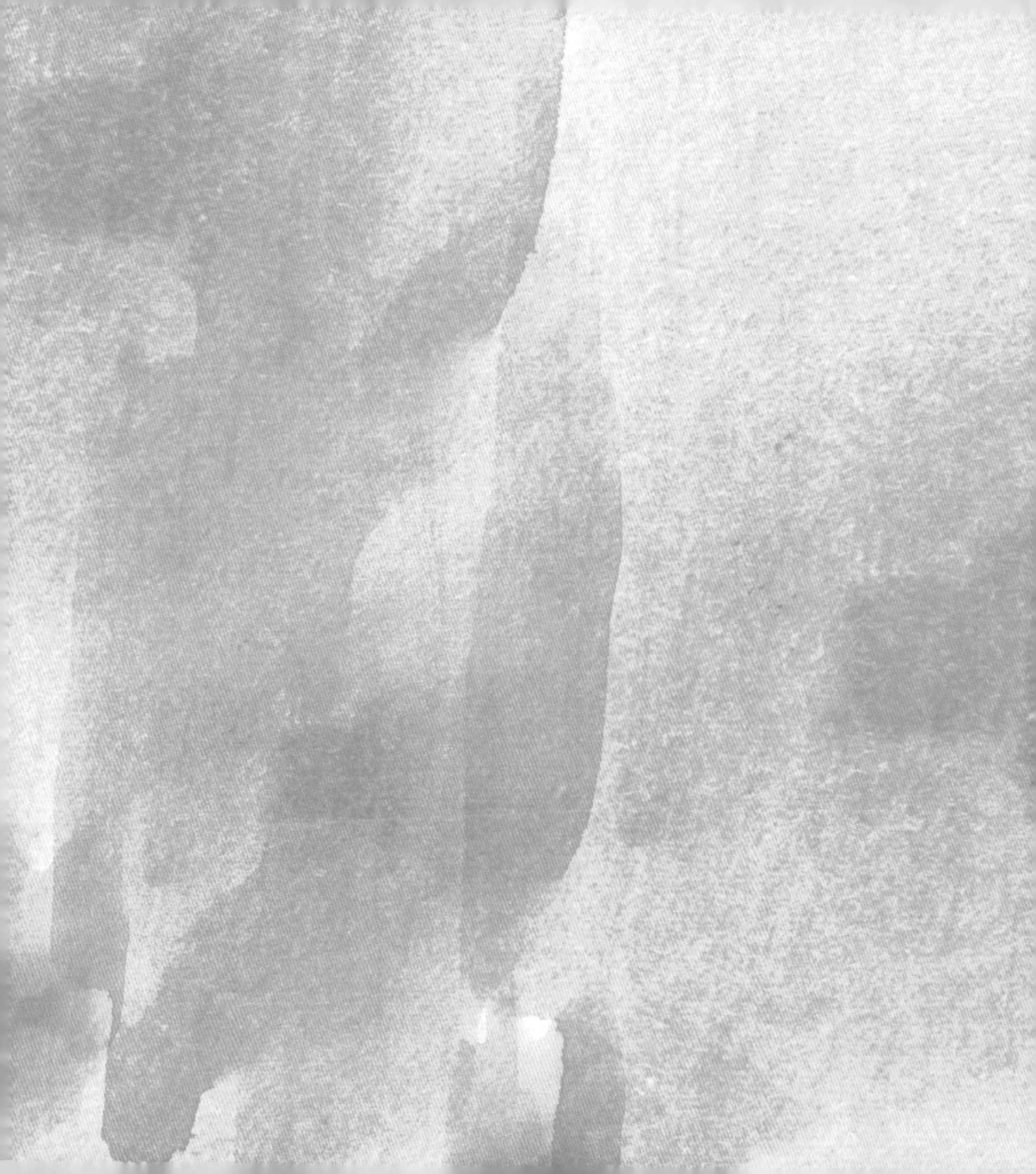

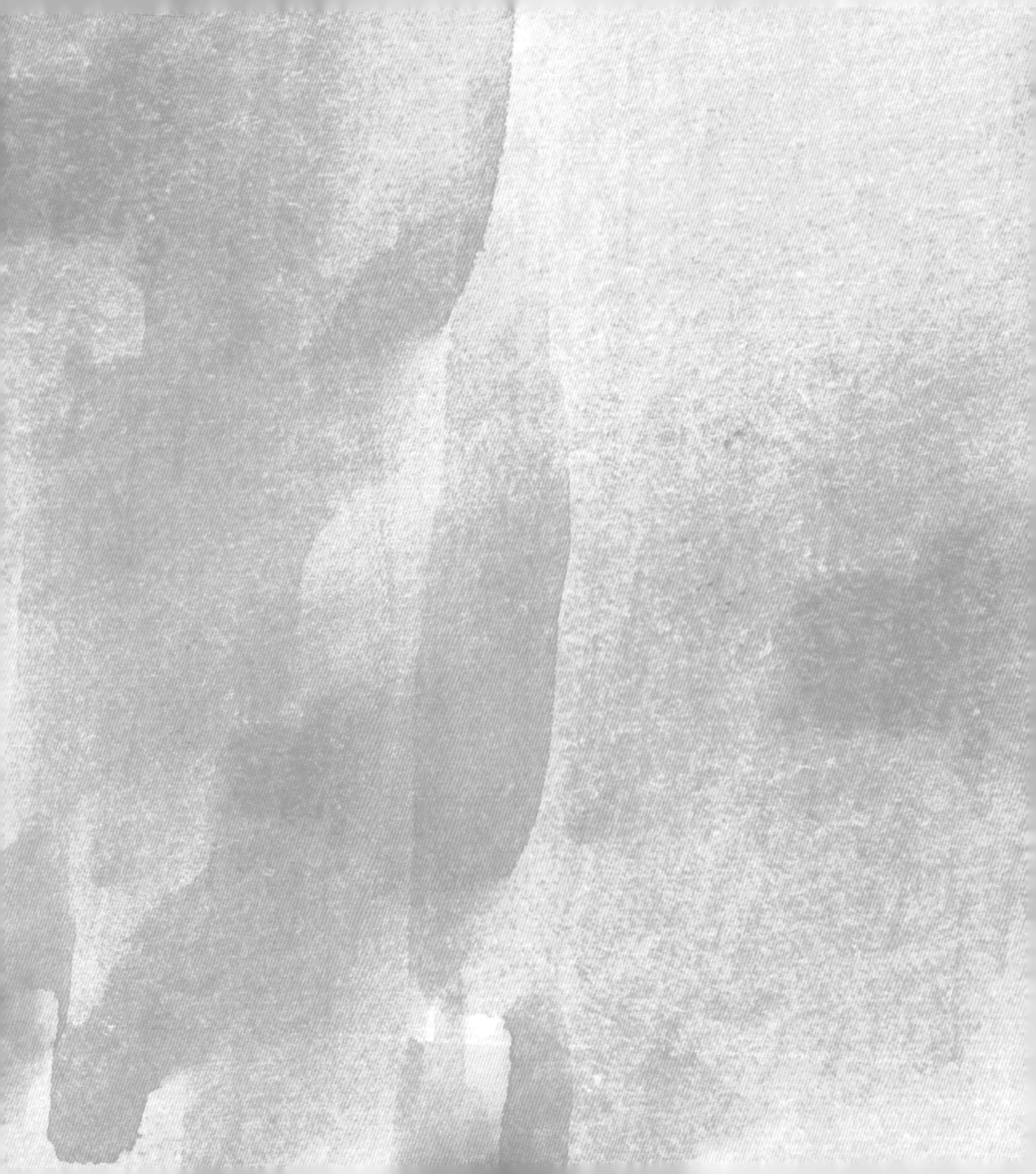